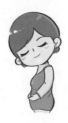

听，好孕在敲门

李天鹤　著

中国协和医科大学出版社

图书在版编目（CIP）数据

听，好孕在敲门 / 李天鹤著．—北京：中国协和医科大学出版社，2020.4
ISBN 978-7-5679-1488-9

Ⅰ．①听…　Ⅱ．①李…　Ⅲ．①妊娠期－妇幼保健－基本知识
Ⅳ．①R715.3

中国版本图书馆 CIP 数据核字（2020）第 007875 号

听，好孕在敲门

著　　者：李天鹤
责任编辑：杨小杰
插 画 师：刘凯茜，邢宏磊

出版发行：中国协和医科大学出版社
　　　　　（北京市东城区东单三条9号　邮编100730　电话010-65260431）
网　　址：www.pumcp.com
经　　销：新华书店总店北京发行所
印　　刷：北京联兴盛业印刷股份有限公司

开　　本：710×1000
印　　张：8.5
字　　数：120千字
版　　次：2020年4月第1版
印　　次：2021年4月第2次印刷
定　　价：48.00元

ISBN 978-7-5679-1488-9

序 言   — Preface —

  在人类繁衍生息的历史长河中，生命的孕育贯穿整个过程。从备孕到受精卵的形成，从怀胎十月到一朝分娩，从产后女性保健到新生儿的喂养与呵护，始终都是每个家庭最关心的问题。近年来，随着"全面二孩"政策的实施，更多的女性加入孕育生命的队伍，如何让这些女性了解孕育常识，知晓产后知识，掌握科学喂养方法显得尤为重要。

  首都医科大学附属北京妇产医院是一所集医疗、教学、科研、预防、保健为一体，以诊治妇产科常见病、多发病和疑难病症为重点的三级甲等妇产专科医院，年门急诊量 120 多万人次，孕产妇占 2/3 左右，就诊的每一个孕产妇往往会带着各种疑问和不解，比如"如何建档？""孕期做什么检查？""什么是无痛分娩？"等。作为一名医疗工作者，有责任和义务普及相关医疗常识，使广大女性朋友受益。

  《听，好孕在敲门》这本书从女性的切身角度出发，尽可能全面地阐述"备孕-孕期-分娩-产后-新生儿"这一生命周期所需要的医疗、护理、保健内容。而让人意想不到的是，在这本书里有"一个卵子的成长史""流浪的精子""新生儿的自我介绍"以及"化验单的故事"等有趣的介绍，将枯燥难懂的医学知识变成通俗易懂的故事，跃然纸上，更不乏专业性，是一本难得的有关孕期保健知识的科普图书。

  我相信本书的出版发行会让更多女性了解备孕期、妊娠期、分娩期、产褥期等常识，帮助她们顺利度过人生中特殊而又重要的时期。

首都医科大学附属北京妇产医院

阴赪宏 教授 主任医师

2020 年 4 月

前 言 —— Foreword

生命是由一个个小小细胞发育而来的，好像一粒粒种子被播散在大地上，慢慢地，它发芽了；慢慢地，它开花了；慢慢地，它结果了；慢慢地，它拥有了自己的小世界。而那些时而像坐过山车，时而像捉迷藏，时而像旋转木马的怀胎十月到底是怎样一番景象，对于新手准妈妈来说着实是一个谜。

本书的编撰起始于我怀胎一月，伴随着无数个脑洞大开的夜晚，到怀胎十月最终成稿。那时作为新手准妈妈的我对生命的起源、生命的诞生有着太多太多的困惑感和好奇心，我关心每天吃什么，每天应该什么时候睡，每天应该走多少步，甚至对身体每天的些许变化也想一探究竟，相信每位准妈妈都和我一样想要探索未知的生命世界。为了各位准妈妈能拥有更好的孕期体验，只能提前剧透一下"娃产生"的各个小环节，做到有备而孕、有备而生、有备而养。这也是我——一个生物学博士偏偏要写这本书的初衷。

当您拿起这本书，可能会喜欢我的"话风"，也可能会不解我的"无稽之谈"，但是无论如何，我希望您能够耐心地读完。如果里面的内容对您有些许的帮助，我倍感荣幸，如果您有不解的地方，亦欢迎批评指正。

最后，我要衷心地感谢我的导师阴赪宏教授，他严谨细致的科研态度一直影响着我，"不拘一格、因材施教"的思维给予我很多启发，是我的"梦想导师"。代荫梅教授是一位优秀的妇产科医生，她平易近人、循循善诱，常常告诫我要不忘初心，做自己的"追梦人"。正是在他们无私的帮助和支持下，本书才得以付梓。陈奕主任医师、阮炎主任医师在阅读本书后提出非常宝贵的建议，使本书可

1

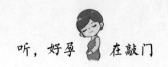

以更加准确完整地呈现给读者。此外，我要感谢我的父母、姐姐、爱人和女儿，他们的爱是支持，是鼓励，是动力。

首都医科大学附属北京妇产医院

李天鹤

2020 年 4 月

目录
Contents
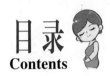

总貌：怀孕是怎样炼成的

备孕篇：怀娃前的必修课

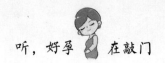

孕期篇：怀胎的280天

生娃篇：生娃的正确方式

产后篇：好好"坐月子"

养娃篇：教你伺候娃儿

番外篇：怀娃"秘籍"

疑问篇：个个想知道

好奇篇：神奇的染色体

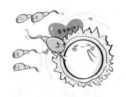

总貌：怀孕是怎样炼成的

一、还有这种"卵"事

1. 卵子从哪里来

我是一个卵子，小小的个头，身高只有 20 mm，没有头和脚，主要是由颗粒细胞、放射冠和透明带组成。我是很珍贵的哦，因为女性的一生中只可以排出 400～500 个卵。别看我小，我的力量可是无穷大，是孕育下一代不可缺少的主力军。我是从哪里来的呢？那就说说我的家——卵巢。卵巢成对出现，是女性产生和排出卵子的地方，位于输卵管的正下方。我的家不是由木头砖瓦建造的，从外到里分别为生发上皮、卵巢白膜、卵巢实质（皮质和髓质）。里面也没有豪华的装修，皮质主要是由各级卵泡、黄体以及它们退化所形成的残余结构及间质组织组成，髓质则含有丰富的血管、神经和淋巴管等，是卵巢的中心部分。在胚胎 8～10 周就出现了卵巢的结构，因此我的家在还没有我的时候就已经存在了。随着时间的推移，我的家也慢慢地发生了些许变化，也就是所谓的卵巢发育。一般可分为：①儿童早期（8 岁以前），此时卵巢长而窄，表面光滑，卵泡虽能大量自主生长，但仅发育到窦前期即萎缩和退化；②儿童后期（约 8 岁至青春期）；③青春期，此时卵巢增大，皮质内有不同发育阶段的卵泡，可出现成熟卵泡；④性

1

成熟期，卵巢发育成熟，大小为 4 cm×3 cm×1 cm，5～6 g，呈灰白色，此时出现规律的、每月 1 个的周期性排卵；⑤绝经过渡期，卵巢功能逐渐衰退，卵泡数目明显减少，卵泡体积逐渐缩小；⑥绝经后，卵巢进一步萎缩并变小变硬，内分泌功能消退。

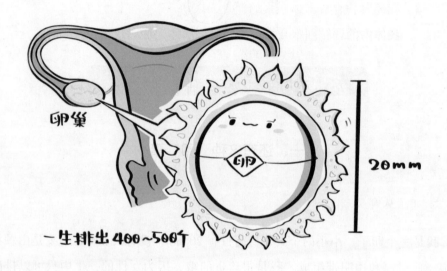

2. 一个卵子的成长史

新生儿出生时卵巢有 100 万～200 万个卵泡，之后不断退化，近青春期只剩下 30 万～40 万个卵泡。到生育期每个月卵泡经过募集、选择和优势化可有一个卵泡发育成熟并排出卵子。和动植物一样，我也是一路披荆斩棘经过优胜劣汰一点点长大的，我是很娇贵的，别人都称我为"天之娇卵"，别看现在成熟的我有 20 mm，是人体中最大的细胞，小时候的我可是个小不点呢！提到我的成长史，那就要从我还是一个基始卵泡的时候说起。那时的我只有 30～60 μm，和我的同胞们生活在一起，大家都称呼我们为基始卵泡池（是真正的卵巢储备）。此时的我们一直处于休眠状态，而且可以像睡美人一样休眠数十年之久。但是作为一个有志向的卵泡，我不能把时间浪费在睡觉上，我要快快长大，于是和我一样向往成长的同胞们历时 9 个月的时间，长成了直径约 120 μm 的窦前卵泡，也有了专属级别，为 1 级。此时我体内的颗粒细胞可以合成和分泌黏多糖，形成透明带，通过与卵子胞膜形成缝隙连接而作为颗粒细胞和卵子之间的信息传递和营养输送的通道。而且我可以感应外界的变化，如卵泡刺激激素、雌激素和雄激素的刺激。此外，我还具备合成甾体激素的能力。在雌激素和促卵泡激素（FSH）的共同作用下，我体内的颗粒细胞开始增殖并分泌液体，形成卵泡腔，此时的我已经长成一个窦卵泡了。在整个卵泡发育时期，大约经历 85 天，我从 1 级一路过五关斩六将，凭借饭量小（FSH 阈值最低）长得快的优势而成长为 7 级，发育为优势卵泡（月经周期第 7 天），也是唯一存活下来的卵泡，其他卵泡同胞由于饭量大（FSH 阈值较高）而被淘汰。现在的我身强体壮、精力充沛，此时血清中雌激素含量高达 250～500 pg/ml，具备了对促黄体素（LH）和催乳素（PRL）的反应性，这时的我成功晋级为排卵前卵泡（成熟卵泡）。为了迎接新世界，我的卵泡液急剧增加、卵泡腔显著增大，直径可达 18～23 mm。只要等到即将发生排卵的可靠指标——LH 峰的出现，我就可以被卵巢排出（下次月经来潮前 14 天左右），开启人生新旅程。

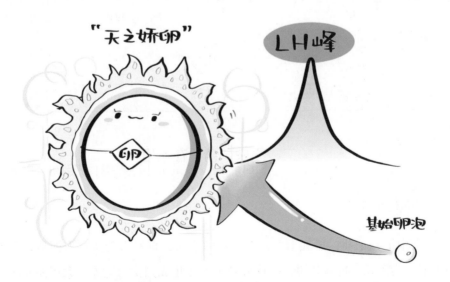

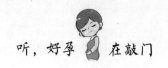

3. 当卵慢慢变老

和人体内其他的内分泌腺（如甲状腺和肾上腺）不同，卵巢的功能并非一成不变，在人类衰老的过程中卵巢也会变老。尽管它只是一个器官，却能够感受到你是不是大龄女青年，甚至了解"大姨妈"是否安好，如果惹它不高兴，它就会发脾气，甚至拍拍屁股不干了（生殖和分泌类固醇激素的功能消失）。这是因为卵巢随着人类的衰老变化也会变"老"。女性30岁后卵巢储备功能就出现下降，在围绝经期（40岁后）表现出雌激素缺乏，出现潮热、出汗、焦虑、失眠等症状，此外还会出现雌激素减少的并发症，如尿频、尿急、尿痛、阴道炎（泌尿生殖道萎缩），驼背、腰酸背痛（骨质疏松），胸闷、血压波动（心血管疾病）。当你的身体出现这些信号的时候，说明更年期已经到来了。因此女性在46岁以后妊娠的希望就会变得比较渺茫。保持规律的生活方式、防止身体受凉、释放压力、不要过度减肥、保持饮食平衡等都是保持卵巢和卵子年轻化的方法（表1）。

表1　各国女性绝经年龄

国家	绝经年龄
中国	49.0
美国	51.4
英国	51.2
东南亚	51.0

二、原来"精"在这里

1. 如何才能成精

《玄中记》记载：狐五十岁，能变化为妇人；百岁为美女，为神巫；千岁即与天通，为天狐。也就是说，要修炼到可以变化成妇女的境界，大概需要50年，但是要变成美女，还要再花 50 年。的确，想要成"精"的确不是一件易事。尽管精子的发生过程只需要几周的时间而非百年之久，但精子发生却是极其精密和复杂的细胞分化过程。精子的形成要经历有丝分裂、减数分裂和精子形成。首先 A 型精原细胞摇身一变增殖生成 A、B 两类精原细胞，A 型精原细胞由于修炼时间尚短，尚不进入分化途径，但仍具有变身（有丝分裂）的能力。而 B 型精原细胞经过分化变身为元素精灵（初级精母细胞），通过体积增大、合成 DNA、进行染色体复制来进行自身修炼，经历第一次减数分裂，变身形成两个御精灵（次级精母细胞）后进入第二次减数分裂，变成天圣精灵（单倍体的圆形精子细胞），又经过复杂的形态学变化以及核蛋白转型和修饰，最终修成正果，形成成熟的精子。而这一切过程不仅受到眼观四路、耳听八方的太阳神（下丘脑和脑垂体）调控，甚至路边的小花小草（局部因子）、阳光雨露（温度）以及是否具有精灵血统（基因）都参与成精之路。

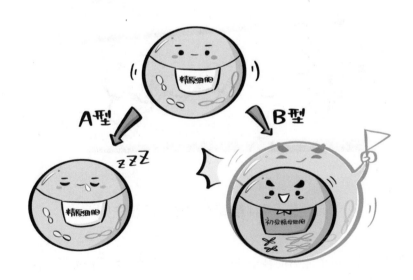

2. 流浪的精子

人类每克睾丸组织在 24 小时内生成的精子数目为 300 万～700 万，千万不要被眼前的数字惊呆，因为大鼠每克睾丸组织在 24 小时内可生成 1000 万~2400 万个精子，其生精水平远高于人类。尽管人类每次"啪啪啪"时有上亿精子进入女性生殖道，但到达输卵管受精部位的精子仅有 200 个左右，最终受精的通常只有一个精子。原本是一场兄弟们携手的流浪之旅，结果却是只有一个胜利者的战争。那么这一颗精子是如何成为"天之骄精"的呢？首先它要经得住酸性环境的考验，在能量被耗尽之前以正确的方向感为导向，到达受精部位，但初次与卵子见面的精子可能由于"脸盲症"发作而错过彼此。即使幸运地接触到卵子，卵子也可能由于害羞产生的抖动拒绝精子。因此健康强壮、运动能力、方向感是"天之骄精"的必备素质。

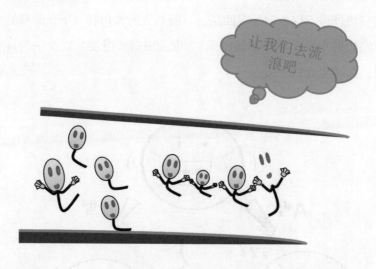

三、卵+精=受精卵的运算法则

具有超激活运动能力的精子在输卵管壶腹部遇到梦中的卵子，只见精子表面携带有一配体（精子表面配体），卵子的外套上装饰有精子受体，恰是当年的定情信物，确认彼此身份后精子送给卵子一个大大的拥抱，形成受体—配体复合物（精卵识别）。此时精子情绪激动，释放透明质酸酶，并水解透明带（ZP）蛋白，穿透透明带，进入卵周隙，并与卵质膜结合，此后精子被全部拖入卵子的细胞质，发生精卵融合。为防止卵子移情别恋，受精后透明带失去结合精子的能力，防止多精子受精的发生。精子进入卵子后，开启居家新模式，分别形成雄原核和雌原核，发生雌性原核融合，标志着受精的完成。受精一般发生在排卵后 12 小时之内，整个受精过程大约可持续 24 小时。通常认为卵子在排卵后 12 ~ 24 小时能够受精，而精子的可受精时间为 48 ~ 72 小时，此后尽管精子仍具有活动能力但失去了受精能力。因此，卵子只有在正确的时间遇到精力充沛的精子，才能完美结合，生成的精卵也可以继续存活，否则将在 1 ~ 2 天内死亡。此处敲黑板，排卵前 3 天内同房妊娠的发生率较高哦。

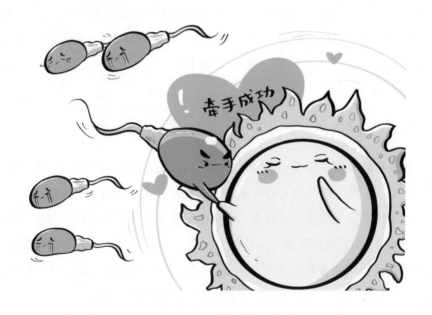

四、哪里才是受精卵的家

1. 论"房"的重要性

我时常在想，"为什么男人不能生孩子呢?"，原因之一也许是男人没有子宫。

当受精卵着床，胚胎在子宫内发育成长，子宫就是小宝宝生活 280 天的家，它除了在里面睡觉外，还会翻身、打嗝、微笑、练习踢腿等，而且子宫完全称得上是一个完美的家，不仅有供它玩耍的羊水游泳池，还有胎盘来提供营养，隔离外界环境，确保宝宝安全。子宫除是宝宝的房产外，还是"大姨妈"的家呢！原来"大姨妈"是子宫内膜组织。若妊娠成功，在早期妊娠时，孕激素继续分泌，蜕膜维持，则"大姨妈"失联。若未妊娠，则在排卵后大约 12 天，雌孕激素下降，血管壁和内膜组织缺血坏死，然后出血，此时内膜变薄，13 小时内子宫内膜的高度从 4 cm 皱缩至 1.25 mm。对于一般女性而言，"大姨妈"大约 28 天光临一次（成年妇女为 21~35 天），每次入住 3~7 天。"大姨妈"每次光临也会带来或多或少的小礼物（月经出血），但是这小礼物也会带来麻烦，很多人因为出血量少而就医，事实上研究表明，月经量每月最少仅为 10 ml，多于 80 ml 则属于病理状态，需要及时就医，因此"姨妈量"少才属于正常现象，量太多反而不好。

2. 家在这里

卵子与精子相遇并成功受精合为一体后，在七大姑八大姨（输卵管蠕动、输卵管液流动、纤毛摆动等）的催促下，由输卵管壶腹部向子宫腔内运行，开始了浪漫的成长之旅。在成长过程中，受精卵发生卵裂形成桑椹胚，包裹透明带。在出发后第 3~4 天桑葚胚到达向往的目的地——子宫腔，作为初来乍到的小白应以熟悉环境为第一要务，于是花了 2~3 天时间左看看右逛逛，从宫腔处获取营养，继续生长分裂，又忍不住买了套新衣服形成胚泡（包括胚泡腔、滋养层、内细胞团），脱掉透明带。可是房子的问题还没有解决呢？查地图、找酒店（子宫内膜）、准备入住（胚泡开始定位、黏附、入侵）。花了 2 天时间终于找到了酒店，却发现门上贴着"着床期倒计时"，原来这家酒店不是 365 天 24 小时营业的，只有在每个月经周期的第 20~24 天具备对胚胎的容受性，也就是子宫内膜的着床期，一旦过了这个时间，那么抱歉本店谢绝宾客。还好到达的时间刚刚好

（受精后8～9天），胚泡成功入住（植入）"子宫内膜大酒店"。

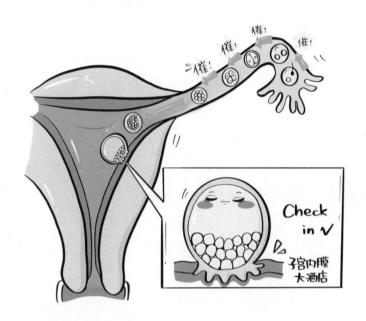

3. 伸伸懒腰，再相见可好

当胚泡（囊胚）这个小种子植入子宫内膜，就开始了38～40周的漫漫成长之路。尽管胚胎不需要阳光雨露的滋润，但只有相对丰富的营养和稳定的环境才能帮助胎儿健康成长。胎儿的营养来源主要是由胎盘提供，在妊娠第10周左右、胎盘形成，胎盘不仅可以把发育中的胚胎锚定在子宫壁，将其与母体血流连接起来，还可以提供给胎儿营养和矿物质。在整个生长周期，胎儿和孕妈都处在不断的相互熟悉适应和变化过程中（表2）。直到怀孕第10个月，孕妈常常出现假阵痛，这是为胎儿出生做准备。临产前会出现"见红"，一般见红后24～48小时内会出现规律性的宫缩，此时胎儿为了能够看到新世界也付出了相当大的努力，它在里面不停地运动、变换姿势，等到胎儿伸伸懒腰就可以与大家见面了。

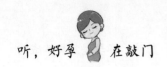

表2　胎儿和孕妈不同妊娠时间的变化

胎龄	胎儿和孕妈的变化
4 周	娃的小手和小脚丫握在一起
5 周	娃开始伸展身体啦，超声可以看到小心脏收缩
6 周	此时，能看出来娃是一个长了小尾巴的小宝宝
7 周	娃的心脏已经完全形成了，怦怦怦……真有力
9 周	娃的小尾巴不见了
10 周	此时，已经有了性别的区分，过一段时间就能够看出性别了
11 周	娃的大脑已经形成，并开始思考了
14 周	此时，已经能够分辨出是男娃娃还是女娃娃
4 个月	娃已经开始运动了，宝妈可以感受到胎动了
5 个月	娃的头现在已经有鸡蛋大小了
7 个月	娃的小鼻子和小耳朵可灵敏了，不要欺负它，它会生气的
8 个月	宝妈的体重正在极速增加
9 个月	现在宝妈的子宫已经大到极限，又大又重的子宫常常让宝妈感到胸闷
10 个月	宝妈上厕所的次数增多。稍等，稍等，再等等我们就能见面了

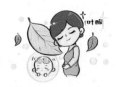

备孕篇：怀娃前的必修课

一、备孕，走起

欢迎大家来到"备孕学校"，本校的办学宗旨是让每对备孕的夫妇学有所成，学不会，学费包退。本校开设了与备孕有关的相关课程，包括备孕前身体检查项目、叶酸的吃法以及一定要知道的母子健康档案。想要娃健康，首先父母的身体要达标，有些人认为能吃能喝能睡就是所谓的健康，其实不然。能吃能睡只能说明这个人心大，而不是身体健康的充分条件。所以医生一般建议备孕前 3~6 个月到医院进行孕前检查和优生优育咨询，帮助我们规避生育缺陷的风险。下面就来聊一聊备孕必修课程之一——孕前健康检查项目。姑娘们和小伙们的检查项目略有不同，请参考表 3。特别注意，对于患有心血管疾病、心脏病、高血压、糖尿病、甲亢（低）、肾病、血液病、肝病、精神病的女性应先征询医生意见再决定是否怀孕。

表3　孕前检查项目

检查项目	检查指标	女性	男性
优生健康教育		✓	✓
病史询问（孕育史、疾病史、家族史、用药、生活习惯）		✓	✓

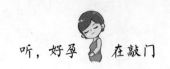

续表

检查项目		检查指标	女性	男性
常规检查（身高、体重、血压）、生殖系统检查			✓	✓
实验室检查	尿常规检查		✓	✓
	肝功能检查	谷丙转氨酶等	✓	✓
	乙型肝炎血清学检查	乙型肝炎抗原、抗体	✓	✓
	肾功能检查	肌酐等	✓	✓
	梅毒螺旋体筛查	梅毒螺旋体抗体	✓	✓
	风疹病毒 IgG 抗体测定	抗体	✓	×
	弓形虫 IgM 和 IgG 抗体测定	抗体	✓	×
	阴道分泌物	白带、淋球菌及沙眼衣原体等	✓	×
	血常规检查		✓	×
	血清葡萄糖测定	葡萄糖	✓	×
	甲状腺功能检查	促甲状腺激素	✓	×
影像学检查	妇科超声常规检查		✓	×

引自"北京市孕妇学校标准化课件"

1. 妇科检查和B超检查

无论是孕前还是孕中，对于各位女性而言，妇科检查责任重大，肩负女性能不能怀孕、能不能生娃的重大使命，乃各项检查中的重中之重。妇科检查主要针对阴道、子宫颈、输卵管和卵巢，还有对阴道分泌物进行细菌、真菌和滴虫等检查，宫颈防癌筛查的样本也是这时候取的。检查过程中只见医生手拿仪器检查阴道，或直接用手来检查附件区是否正常，左摸摸、右摸摸后会用棉签取些分泌物送去检验。这时身心尽量放松，你越紧张，阴道就会跟着紧张，就会越有疼痛感。不过也不用担心，现在医生的水平都是蛮高的，约 1 分钟检查就可结束。

相对妇科检查，B超检查就相对轻松多了，可以选择经腹或者经阴道 B 超，都可以看到子宫的模样、子宫内膜形态、卵巢大小、卵泡发育。选择腹部 B 超的话，就不用脱裤子了，阴道也能少遭罪，但要憋尿，这就需要你多喝水，直到喝不进去为止，大约喝 1000 ml，这时候你又想去卫生间又担心大夫叫你进去检查，最终结果就是直到你憋不住了，大夫也没叫你进去。选择阴道 B 超就可以省略喝水这一环节了，探头伸入阴道内，能更清晰地观察子宫和卵巢的形态。尴尬的是，为你进行阴道 B 超检查的大夫有可能是个男的。

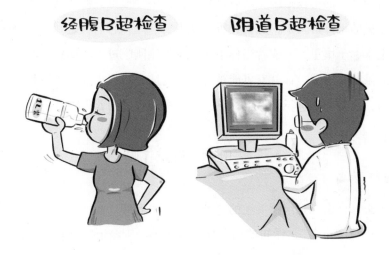

2. 乙型肝炎病毒

乙型肝炎病毒称得上是妖怪界中的黑山老妖，武林界中的天山童姥。1965 年被发现至今修炼约有几十余年，身高仅为头发直径的 1/4，是目前人类感染的最小的双链 DNA 病毒。别看它个子小，但武功高强，不仅能通过多种途径传播，而且抵抗力极强，耐冷、耐热、耐干燥，即使在−20℃的环境下也能好好地生活。如果把它逼急了，它就时不时地弄出几个基因突变。乙型肝炎病毒强大到可以通过母婴传播，通过胎盘到达胎儿体内，造成胎儿感染。此外，孕妈在妊娠时肝功能负担加重，在分娩时会出现出血、肝衰竭甚至死亡等风险，因此，需要在保证

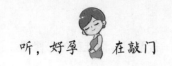

肝功能正常、肝脏 B 超检查无特殊改变的前提下准备怀孕。如果不小心意外怀孕，孕期最好不要进行干预治疗，等到胎儿出生再采取补救措施。待胎儿分娩后在常规乙肝疫苗接种的基础上，还要在出生 24 小时内注射高效价免疫球蛋白（抗体），来减少新生儿感染机会。

3. 弓形虫感染

铲屎官们最不想听到的话就是"怀孕不能养宠物"。细细想想，似乎有一些道理。因为你铲的不仅是屎，还有掺和在里面的弓形虫。你铲啊铲，虫宝宝会不耐烦，在臭的地方待久了，想去香香的地方待会儿。它们就跑到不干净或未熟的食物、生水、土壤里，又或者当你不小心亲了刚刚吃过猫屎的狗，或者是刚刚舔过屁屁的呆萌小猫咪，你就有可能被感染。为防止弓形虫经过血液和胎盘传播到胎儿体内，要对宠物进行弓形虫检测，并由夫婿代为饲养宠物。

二、叶酸，你吃了吗

备孕必修课之二是广泛关注的"神药"——叶酸。

请问这位"小主"，你知道如何预防胎儿神经管畸形吗？吃叶酸，地球人都知道。

维生素 B9，又称叶酸、蝶酰谷氨酸，是细胞增殖、组织生长和机体发育必不可少的营养元素。研究发现，孕前缺少叶酸，除可能导致胎儿神经管畸形外，还可能导致胎儿眼、口唇、胃、肠道、心血管、肾等器官畸形，在备孕期间服用 0.4 mg 的叶酸可以显著降低胎儿神经管畸形的发生率，因此叶酸也就成了备孕女性的"必备神药"，每天吃一粒（半粒）。有些"闻药心惊"的女性认为是药三分毒，要是通过多吃蔬菜来补充叶酸岂不是完美。尽管叶酸是从菠菜叶中提取出来的，但天然叶酸极其不稳定，光照、加热都会影响叶酸的作用，而合成的叶酸不仅稳定性好，而且更加容易被人体吸收利用。因此在吃含叶酸的食物时也应服用小剂量的叶酸片。

　　"呀，我没吃叶酸怎么办？带'球'吃还来得及吗？""为什么没怀孕就吃叶酸啊，肯定是想赚我们的钱！"孕早期也就是 1～12 周是胎儿大脑发育的第一个关键期，早在怀孕第 3 周，神经管就开始发育了，此时各位可能还没有意识到自己已经晋升为准妈妈了，而停经后 44 天，神经管完全闭合，此期间叶酸不足或缺乏会导致胎儿脊柱裂、无脑儿等。即使平安度过孕早期，在胎儿 DNA 合成、胎盘形成、母体组织和红细胞增加的孕中、后期，也要补充叶酸，所以整个孕期都少不了叶酸。因此叶酸的补充时间是孕前 3 个月至整个孕期。请注意，叶酸不是吃得越多越好，过量的叶酸会干扰体内的锌代谢，因此还要在医生的指导下补充叶酸。

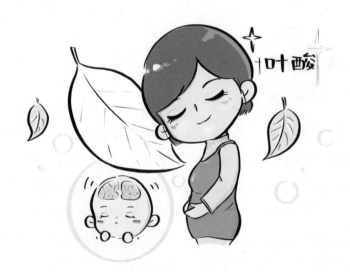

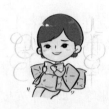

孕期篇：怀胎的280天

一、产检：产前检查那些事

（一）当你有喜了

1.如何知道你"有"了

"我吃了感冒药怎么办？""我昨天去游泳了没关系吧？"为了避免这样的惊吓，初次怀孕的"小白"如何知道是否"有喜"了呢？事实上宝宝驾到时也不是毫无征兆的，就像皇帝登基，总要敲锣打鼓一番。如果感到疲劳不适、心情低落、身体异常、厌食想吐、"大姨妈"失约，都可能是"有喜了"的征兆。血清中特异人绒毛膜促性腺激素（hCG）是确定是否怀孕的金标准，怀孕时其水平是正常人的几千倍以上，早在怀孕10天后就可以判断是否"有喜了"。当感觉到自己好像怀孕了，可以先请验孕试纸来帮忙，可以初步诊断是否怀孕，之后到医院进行血清检测，除检测hCG外，也会检查孕酮、雌二醇水平来排除异位妊娠（俗称宫外孕）的可能。一般来说，异位妊娠的概率是较低的，大约千分之五，所以不用过分担心，一旦接到娃驾到的通知书，开开心心地放心吃喝就行。等到怀孕第5~6周，可以到医院进行B超检查，就是听胎心，若胎心正常，恭喜

"小主"可以更加放心大胆地欺负夫婿了。

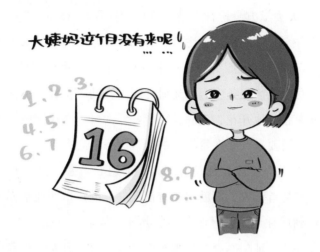

2. 掰掰手指算算预产期

知道怀上了，就想知道什么时候卸货（预产期），迫切之心情难以言表。社会上流传着多种"卸货日"的算法，有根据胎动来计算的，有根据孕吐来计算的，不过孕吐和胎动都是因人而异，这么算是不是太不靠谱了呢。医生计算"卸货日"是有一个公式的，就是利用末次月经第一天的月和日，月减 3（不够减的就加 9），日加 7。例如，小新的末次月经是 2017 年 4 月 6 日，那月减 3 就是 1 月，日加 7 就是 13 日。对于那些记忆力超群、数学又好的同学，可以根据受精日期计算卸货日，也就是受精卵受精后 38 周（266 天）。不过宝宝可不管什么"卸货日"，它可能早早地在"卸货日"前就出来了，也可能懒得动，墨迹到"卸货日"后再出来，相差一两周也是正常的。

（二）产前检查知多少

1. 母子健康档案

在首都生娃要先办理《母子健康档案》（建册），此册非常重要，产科建档离不开它。办理此册去社区卫生服务中心，带上北京户口簿或北京市居住证/暂住证（外地户口）、夫妻双方身份证、孕6周后的检查单（hCG或B超的结果，只要能证明成功怀孕就行），此处应注意，有的社区服务中心有专门建册的部门，有的需要到妇科建册（社区服务中心通常没有产科），所以建册前最好打电话确认，如果跑去才发现社区服务中心和建册部门不在同一位置岂不白跑一趟！首都之大，社区服务中心遍地开花，到底选哪个好？大可不必有这样的顾虑，因为建册地点有严格的户籍要求，要在管辖地的社区服务中心办理。也就说到北京市户口所在地办理，如果夫妻双方都是首都人，那媳妇当家，去女方户口所在地办理。如果只有一方是首都人，那就去是首都人一方的户口所在地办理。没有北京户口咋办？那就到居住地的社区服务中心办理。如果一方北京户口还在办理中，而另一方还没办好暂住证怎么办？根据个人经验，可以到单位户籍科开证明，说明户口在不远的未来会在此地安居即可。

2. 建档那些事

何谓产科建档，简言之就是在医院建立产科档案，建档之后你就是这个产科的人了，有了在这家医院生娃儿的资格。这里的"档"，大名为《产科门诊保健手册》，俗称大白本。孕妇在整个孕程中血压、体重、尿蛋白……全在大白本中进行备案。大白本里面有孕40周前各项指标、化验单、B超结果的粘贴处，还有大夫对每次产检情况的记录，只要打开大白本，大夫就对你的身体情况一目了然。想要在一个三级甲等医院建档是要抢号的，因为每个医院的建档名额都是有限的。要求之一就是孕6~8周前查出已怀孕的，经过验血/尿、B超确定是宫内活胎，可以预约建档。直到孕15周左右，才正式建档。到孕15周左右，拿着产科号后到分诊台，护士会索要相关的材料（孕15周前的检查结果）以及《母子健康档案》，然后开具相关检查（内检）的化验单，价格嘛，是物美价廉，只要几块钱就可以搞定，之后就可以去建档处建档（护士填写和粘贴相关信息）。建档完成后，到建卡处进行信息录入，以后每次产检携带大白本到产科候诊即可。

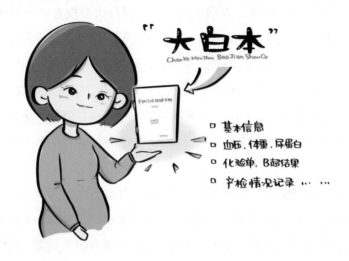

"大白本"

Chan Ke Men Zhen Bao Jian Shou Ce

□ 基本信息
□ 血压、体重、尿蛋白
□ 化验单、B超结果
□ 产检情况记录 ……

3. 产检我是认真的

怀孕后"小主们"就肩负了每个月、每两周、每周、每三天，甚至每天按时到产科报到的责任。称体重、量血压、抽血、验尿、做 B 超几乎样样不能少。在孕早期一般只需要常规的检查，到了孕中期就需要检查糖耐量、唐氏筛查、测胎心胎动。一般在孕早期只要每个月来医院报到一次就行，随着孕周增大，产检周期缩短。到怀孕 28 周后，需要每两周检查一次，孕 36 周后一周检查一次，孕 40 周后每 3 天检查一次。有些检查如 NT（11～14 周）、唐筛（15～20 周）、大排畸（22～24 周）等都是在固定的时间段内才能检查，如果错过了时间，检查的结果就不准确了。所以一定不能偷懒，按时到产科打卡，以便及时了解母体变化情况及胎儿的发育情况。

4. 孕期检查有哪些

抽血、验尿、做 B 超……早已排好队，立正站好，等着各位大驾光临呢。每次产检完，"小主们"都收获一堆化验单，"这个是今天要做的，那个是下次产检前要做的，可不要弄混了啊"。各位只能乖乖听话，谨遵大夫懿旨，左手拿着检查单，右手拿着取尿管，乖乖排队去了。但每次的检查项目不一定相同，孕早、中、晚期都有自己的特色项目。在检测之前一定要认真看是什么项目，是需要空腹还是不需要空腹，是先分诊再缴费还是先缴费后分诊，否则就起个大早白跑一趟。有时候也分不清是检查胎动还是阴道检查，听见大夫说"上床吧"，就傻傻地以为是阴道检查。提前了解不同孕期的检查项目就能避免这些尴尬了。体重、血压几乎每次产检都需要检查，血/尿常规检查每个月查一次，因此被称为常规检查。

孕早期（14 周前）： 孕早期，宝宝还是个小不点，完全不分眼睛、鼻子、嘴，还是心脏给力，在孕早期就能看到小心脏的跳动。孕 6 ~ 8 周可以通过超声检查来确定是否为宫内孕，并核对孕周，确定孕囊着床的位置。此外，孕早期还要进行血/常规、肝功能、肾功能、乙肝表面抗原、艾滋病抗体、梅毒血清学检查。孕 11 ~ 14 周要进行颈后透明层厚度测定（NT 检查）。

孕中期（14 ~ 28 周）： 此时，宝宝是一个小人，开始伸展胳膊、腿了，慢慢地五官也清晰可见。孕中期，血常规和尿常规每个月都要检查一次。孕 15 ~ 20 周进行唐氏筛查，主要检查三种出生缺陷的发生概率，包括 21-三体综合征、18-三体综合征和开放性脊柱裂。孕 22 ~ 24 周利用胎儿系统超声排除胎儿畸形，就是俗称的大排畸。孕 24 ~ 28 周进行口服葡萄糖耐量试验（OGTT），对妊娠期糖尿病进行筛查。此外，每次产检大夫会监听胎儿心动，此时能听见胎儿越来越规律的心跳。

孕晚期（28 周后）： 这时候宝宝们似乎已经按捺不住内心的激动，想要赶快和大家见面了。不管开心或烦躁，它都会时不时地踹你两脚，要不就是练习练习拳脚，而且完全没有时间概念，此时的孕妇真是寝食难安、身心俱疲。孕晚期主要是对胎儿的情况进行监测，包括对胎儿、胎盘、胎位、羊水进行检查，评价胎儿的宫内生长发育情况。36 周后进行胎心监护、骨盆测量，以便制订分娩计划。对于有糖尿病等妊娠合并症的孕妇，需要每周进行一次胎心监护（表 4）。

表4　孕期的检查项目

孕周	检查项目	意义
6~8	B 超检查	看看是不是宫内活蹦乱跳的小胎芽
11~14	NT、肝肾功能	测量一下颈项透明层
15~20	唐氏筛查	给染色体体检一下
22~24	超声筛查	大排畸
24~28	口服葡萄糖耐量	看看宝妈的血糖怎么样
28~32	B 超检查	娃太大还是太小
34~36	B 超检查、骨盆检查、肝肾功能	决定怎么生（顺产还是剖宫产）
36~40	胎心监护	给娃安装一个监控器，时刻观察娃的动态

5. 化验单的故事

　　每次看到化验单上密密麻麻的中文、英文、数字混合的符号，仿佛在图书馆阅读一本"天外来书"，让人有想睡觉的冲动。要怎么才能破解这本天书中的数字密码，找到想要的答案呢？请各位童鞋翻开化验单第一页，今天讲课的内容是"化验单的故事"。

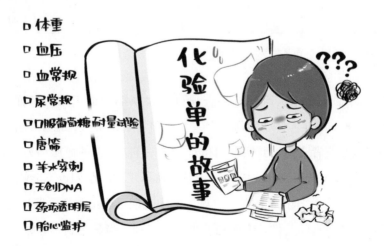

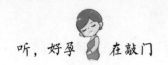

体重：有人说你胖，你本来可以潇洒地怒怼："我又没吃你家粮食。"但在孕期，只能稍稍收敛一些你的潇洒。因为胖不仅仅是吃谁家粮的问题，而是一件很重要的关于体重管理的事情，它不仅影响孕妇的健康，也影响胎儿的生长发育。在整个孕期什么样的体重才是合适的呢？请看表5中2009年美国医学研究院（IOM）推荐的孕期体重增长范围和速率。可以看出整个孕期体重始终保持增长态势，到孕晚期体重也达到了巅峰，此时称下体重看看，估计难免有种想把称砸了的冲动。然而肉肉也并非全部跑到了孕妇身上，其中有一部分是胎儿、胎盘、羊水的重量。孕期总增长体重中胎儿3.3 kg、胎盘羊水1.5 kg、子宫1.0 kg、血液和细胞间液2.7～3.6 kg、乳房0.4 kg、脂肪2～6 kg，所以整个孕期增加的体重是十几千克。这里说的十几千克是对偏瘦或者体重正常的孕妇说的，如果是肉肉的孕妇，在孕期可要管好嘴，控制控制了。

表5　2009年美国医学研究院（IOM）推荐的孕期体重增长范围

孕前 BMI	一个娃 孕期体重增加（kg）	两个娃 孕期体重增加（kg）
体重<18.5	12.5～18.0	－
体重正常 18.5～24.9	11.5～16.0	16.7～24.3
超重 25.0～29.9	7.0～11.5	13.9～22.5
肥胖 ≥30.0	5.0～9.0	11.3～18.9

体重指数（BMI）＝体重（kg）/身高（m）^{2}
引自"北京市孕妇学校标准化课件"

血压：测血压是每次产检的必查项目，大家都知道正常人的血压范围是90～140/60～90 mmHg。怀孕后从一个人变成两（三）个人，血压的正常范围是不是也要乘以2或者3呢。其实孕妇和非孕时一样，正常的血压均为收缩压低于140 mmHg，舒张压低于90 mmHg。对于孕前血压正常的孕妇也不能够掉以轻心，因为大约10%以往血压正常的孕妇在妊娠的中晚期可能出现妊娠期高血压疾病。

血常规：抽血真的是件让人头痛的事儿，特别是当联想到容嬷嬷和紫薇格格的画面，这可叫晕血的我如何是好。殊不知护士每次抽大约 5 ml 的血液，检测了 20 多个指标，可以说一丁点儿都没有浪费，全部派上了用场。孕妇最怕贫血了，因为贫血的孕妇易发生产后出血。这里的贫血，贫的不是血液总体积，而是血液中的红细胞容量。从血常规化验报告中找到血红蛋白，没错，它就是检测贫血的指标，血红蛋白值下降之前，身体贮存的铁（用于合成血红蛋白）就可能已经被耗尽了，当血红蛋白值下降后，已经是严重贫血了。孕妇血红蛋白值低于 110 g/L 即诊断为贫血。血常规化验不需要饿着肚子，所以吃饱了再去做血常规吧。

尿常规：相比抽血，取尿就容易多了，而且易再生产。尿常规是不需要空腹的，在上午、下午都可以取尿进行检测。取尿前要清洁外阴，避免白带混入，重要的是取中段尿，这样可以避免尿道污染引起的误差。尿常规的检测很快，当天或者几个小时就可以拿到化验结果。产科大夫往往关注尿常规中的尿蛋白水平，如果是阳性，先在大白本上画个大加号，说明可能患有肾脏疾病、妊娠期高血压；如果酮体水平增高，说明妊娠反应严重以及重症糖尿病；出现白细胞，表示泌尿系统感染；出现红细胞，说明泌尿系统感染、结石、肿瘤、血性白带混入等。要确诊还需要进一步诊断。

口服葡萄糖耐量试验：孕中期的特色项目之一就是口服葡萄糖耐量试验，俗称喝糖水。放轻松，口服葡萄糖不是骗人的，真的是喝点糖水就行。喝之前要空腹至少 8 个小时，可以少量饮水，但不要喝饮料，在 5 分钟之内喝完，喝之前和喝之后的 1 小时、2 小时各抽一次静脉血，总共抽血三次。服用糖水后不要再进食进水或者剧烈运动，所以各位孕妇尽量早点来，避免过度饥饿。若空腹血糖 ≥5.1 mmol/L 或 1 小时血糖 ≥10 mmol/L 或 2 小时血糖 ≥8.5 mmol/L，注意是"或"而不是"和"，那就可以诊断为妊娠糖尿病。

唐筛：刚说完一个糖筛，怎么又来个唐筛？糖和唐只差个"米"，应该都是能吃或者能喝的吧？大错特错，糖能吃是因为有米，没有米的唐只能靠抽血来补齐。唐氏筛查一般在孕中期检查一次（14～19 周），要求 34 岁以下孕妇做。唐筛结果的计算还真是复杂，需要结合孕妇年龄、体重、末次月经、孕周等指标进

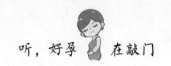
行计算。检测的指标包括：AFP（甲胎蛋白）、β-HCG（人绒毛膜促性腺激素）、uE3（一种雌激素）。目的是评价胎儿患有唐氏综合征的概率。唐氏胎儿产生 AFP 和 uE3 的能力弱，而 β-HCG 合成增加。唐筛到底要筛什么呢？主要是三种出生缺陷：21-三体综合征（唐氏综合征）、18-三体综合征（爱德华综合征）、开放性神经管畸形筛查。其中 21-三体综合征的风险截断值为 1∶270，18-三体综合征的风险截断值为 1∶350，开放性神经管缺陷以母血清 AFP≥2.0MOM 为分界值。翻开化验单，会发现"风险值"这家伙，若化验单上的风险值高于以上水平，说明发生该种先天性异常的可能性增加，为高风险，但并非百分百地确诊患有遗传缺陷疾病。如果唐筛没有通过，可以通过羊水穿刺和无创 DNA 来进一步排查。

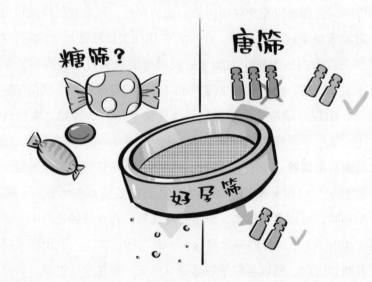

羊水穿刺：唐筛结果显示高风险的孕妇不要担心，还可以通过羊水穿刺来排除胎儿缺陷。羊水穿刺即胎儿细胞染色体检查，是目前常用的产前诊断技术，35 岁以上的高龄产妇也要进行这一检查。不过这又是羊水、又是穿刺的，可真够吓唬人的。请宽心，羊水穿刺不是盲人摸象，是按照严格的程序，在 B 超的监测下，取 20 ml 羊水。羊水里含有胎儿的尿液、细胞等，是纯天然无污染的胎儿产物，所以检测出来的结果更加可靠，但会有 1/200 发生流产的可能。

无创 DNA：不愿意做羊水穿刺的孕妇还可以选择无创 DNA。何谓"无创 DNA"？就是利用高科技（高通量测序和生物信息分析）来检测和分析母体血浆中胎儿游离 DNA 信息，从而检测胎儿是否患有某些遗传疾病。这么高大上的技术，哪些孕妇需要做呢？高龄（年龄≥35 岁）、唐筛结果为高风险、孕期 B 超胎儿 NT 值增高的孕妇。无创 DNA 还具有"物美价不廉"（两三千左右）、准确性高（可达 99% 以上）、检测时间宽泛（孕 12～26 周）的特点。

颈项透明层：颈项透明层就是传说中的 NT。NT 是指胎儿颈后皮下组织内液体积聚的厚度。这液体是从哪来的？胎儿的淋巴系统建立以前，少量的淋巴液就偷偷躲在颈部的淋巴管里，形成 NT，等到 14 周后，胎儿的淋巴系统发育好，这些淋巴液就会离开（引流到颈内静脉），此时 NT 也就消退了。如果淋巴液在离开时受到阻碍（淋巴回流障碍），过多的淋巴液待在颈项部，就会使 NT 增厚。11～14 周是 NT 检查的黄金时间，此时胎儿头臀比长相当于 45～84 mm，几乎 100% 能检测到 NT 厚度，14 周后可能测不到 NT 厚度，所以 NT 是不能补考的，一旦错过，就丧失了考试资格。NT 的考官是 B 超，所以考试时就能知道成绩，成绩单中显示 NT 厚度≥3 mm 时，则 90% 为正常胎儿；若 >6 mm，则 90% 为异常胎儿，所以 NT 能间接反映胎儿畸形（21-三体综合征、18-三体综合征、13-三体综合征、先天性心脏结构畸形等其他畸形）出现的可能性，NT 值越大，胎儿异常的可能性也就越大。

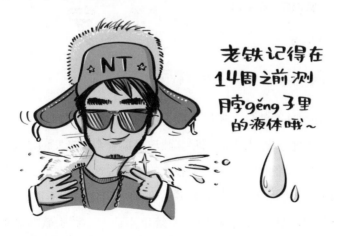

老铁记得在 14 周之前测脖 géng 子里的液体哦～

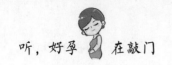
胎心监护："扑通、扑通……"胎儿的小心脏跳动得有没有力气要通过胎心监护才能确定。正常孕妇在 36 周以后开始进行胎心监护，大多数高危孕妇，孕 32 周可开始进行胎心监护，对于胎死宫内发生率较高的孕妇在 28 周开始就可以进行胎心监护。胎心监护开始前先给孕妇安装上两个监测探头，一个对准胎儿的胸背部，另一个放在宫底下方。大概 20 分钟，机器就会慢吞吞地出现上下两条曲线，上面的一条线是胎心率，正常胎心基线变动范围是 110~160 次/分。下面一条线是宫内压力，反映宫缩情况，出现宫缩时子宫内压力增加。健康的胎儿在胎动的时候心率会欢快地增加，表示一切安好。如果此时胎儿心率不升反降，医生就要结合胎心基线的结果进行进一步分析是否存在胎盘功能不良、宫内缺氧等。

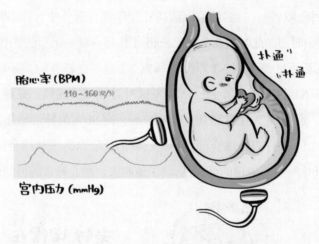

6. 孕期不适——给老板一个请假的理由

刚刚得知怀孕这个消息，还没从成为准妈妈的兴奋中回过神来，孕期的各种不适又给了准妈妈们一个大大的惊吓。肚皮里揣着个不老实的娃儿，时不时地制造点动静，常常引起各种不适。对于心大的娘来说这是千载难逢的偷懒机会，至少可以给老板一个请假的理由，可以说今天的我消化系统不适、泌尿系统不适、循环系统不适、皮肤问题，骨骼肌肉系统也不适。心慈手软的老板应该会准奏的，此时此刻请假成功，窝在被窝里的你请听我细细道来应对这些孕期常见不适反应的妙招吧。

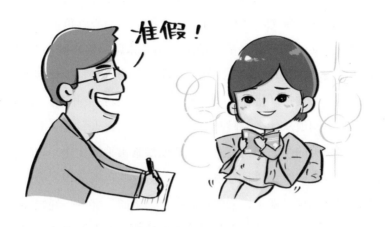

消化系统不适：消化系统就是一个大工厂，将我们吃进去的食物进行深加工，挑出好的，就回收再利用一下，看不上眼的就直接排出体外。消化系统也是个"麻烦包"，会造成很多孕期不适，特别是孕早期的早孕反应（停经 6 周开始）、便秘、腹胀、痔疮，都是这个"麻烦包"惹的祸。原因是孕期激素水平的变化、子宫的增大对肠道的排挤，使孕妇的消化道发生一系列变化：胃贲门括约肌松弛（胃内酸性物质反流至食管下部）、胃排空时间延长（出现饱腹感和腹胀）、肠蠕动减弱（出现便秘）、子宫增大（压迫下腔静脉，静脉回流受阻，产生痔疮）。上有政策，下有对策，相应的对策为：①早孕反应，宜饮食清淡、少食多餐、睡眠充足、放松情绪；②便秘、痔疮，宜多吃纤维素多的食物、适当增加饮水量、适度运动、定时排便；③腹胀，宜多吃纤维素多的食物、控制甜点、少食多餐、适度运动。

泌尿系统不适：刚刚解决了消化系统这个"麻烦包"，泌尿系统就来凑热闹。由于孕期增大的子宫会压迫膀胱，加上输卵管蠕动减弱和激素的影响，孕期容易出现尿频，甚至尿失禁，此外还容易产生肾盂积水和泌尿系统感染。放松情绪、勿憋尿、少喝水、勿喝甜饮料、孕晚期进行缩肛锻炼可以缓解泌尿系统不适。

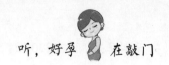

循环呼吸系统不适：到了孕晚期，很多孕妇尤其是双胎妊娠、体重增长较多、贫血的孕妇常常会出现上气不接下气、心跳加快的情况。难道这是心脏要罢工的节奏？不、不、不，心脏不但没有罢工，反而是更加勤奋了呢。孕期血容量增加、心率较非孕期增加大约 10 次/分，加重了孕妇的心脏负担。让勤奋的心脏慢下来，需要三步走，第一步是放松情绪、注意休息，给心脏一个安静的空间；第二步是要适度运动，注意运动方式和运动时间；第三步是少食多餐，多吃一些营养均衡、铁丰富的食物（猪肝、瘦肉等）。以上三步齐头并进，就妥妥的了。

皮肤问题：不知道从什么时候开始，脸上多了小斑点，肚子上也出现了密密麻麻的花纹，叫爱美的孕妇如何是好。妊娠期激素水平的变化，导致色素沉积在脸上（黄褐斑）和腹中线，暂且忍耐一下，产后这些色素沉积就会慢慢离去。此外，肚皮上的花纹也跑过来了，这些花纹有个好听的名字——妊娠纹，是由于肾上腺糖皮质激素分泌增多，导致皮肤弹性纤维变性，加上增大的子宫使腹壁张力变大，从而出现腹部弹性纤维断裂。妊娠纹不仅只有肚皮一个落脚点，它还能跑到腿部和臀部，80% 以上的初产妇都会长妊娠纹，产后妊娠纹也会变白、变淡。部分孕妇在妊娠中晚期会觉得皮肤痒痒的，这是妊娠痒疹（皮肤出现丘疹、风团、水平）在作怪，这时尽量不要随意搔抓，少吃辛辣的食物，沐浴后及时涂抹护肤霜，如果出现皮肤黄染应及时就医。

其他不适：孕期（尤其是孕中晚期）的"三见客"为腰酸背痛、腿抽筋、水肿。①腰酸背痛的元凶是胎盘分泌松弛素以及妊娠晚期胎儿变大导致重心前移，使孕妇常常感到腰部疼痛。避免长时间的久坐或久站、补充钙、适当运动可以缓解腰部疼痛。②腿抽筋的原因的妊娠期重心改变、遇冷和缺钙都能引起，相对容易对付，注意腿部保暖、适当补钙、腿抽筋时按压腿部的承山穴均是缓解腿抽筋的上上策。③清早起床发现戒指只能带在小拇指上，唔啦啦，心碎了一地，本想着下午要少吃一点，到了下午却发现纤细的手指又回来了。难道手指也会变魔术？妊娠期血容量增加，孕妇的下肢或手部会出现肿胀现象，手部肿胀常在清晨，一般表现为手指、手腕肿胀，手指发麻；下肢肿胀常发生在下午或晚上。缓解水肿的妙招是：低盐饮食（孕妇每日食盐量为 5~6 g），避免久站久坐，睡眠时可在下肢垫上枕头抬高下肢以缓解水肿。

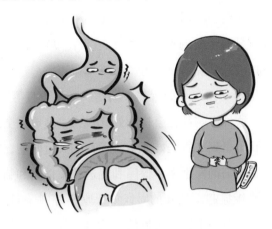

二、营养：快到我碗里来

想要咱家娃儿身体倍棒，各位"小主"可要吃嘛嘛香，丢掉挑食的坏习惯，给娃儿做个好榜样。肚子里揣个娃，自然要享受 VIP 待遇，此时为了能够保证自己和孩子的营养需求，应吃一些有营养的食物，满足蛋白质、钙、铁、维生素的摄入。现在也是和各种垃圾食品说再见的时候，打开冰箱，将碳酸饮料、罐头、腌制品、熏制品等含食品添加剂较多的食品统统丢一旁。

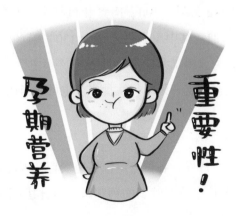

孕期营养 重要性！

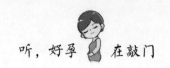

（一）论孕期营养的重要性

怀胎十月，只有 280 天，但别小看了这短短的十个月，这十个月可能决定娃儿的一生。说这话我可是有十足的科学依据。20 世纪 90 年代 David Barker 教授首先提出了都哈（DoHaD）学说，他认为，如果生命在发育过程的早期（包括胎儿和婴幼儿时期）经历不利因素（如营养、药物、环境不良等），将会增加其成年后罹患疾病的概率，这种影响甚至会持续好几代人，造成"全家人都有病"的连锁反应。从在娘亲肚子里到 2 岁是娃儿生长发育的关键时期，这时候一定要吃好吃对，才能降低出生缺陷的发生率，保障和促进儿童体格和脑发育。想要一个聪明健康的娃，就从吃饭抓起。怀娃的时候如果吃不好（孕期营养不良），后果是非常严重的，娃不愿意在一个营养贫瘠的环境里生长，就会导致流产、妊娠合并症、胎儿生长受限、低出生体重等。因此善待自己，就是善待娃儿，孕期的饮食应以吃好、吃对为原则，保证饮食的多样化和营养均衡。

1. 孕早期营养

孕早期胎儿还是个小肉团，胎盘和母体组织的增长不明显，对各种营养的需求变化不大。但孕早期胚胎组织就开始分化了，此时应遵循平衡膳食的原则，尤其保证维生素和微量元素的摄入。每日应摄入 1800 kcal 的能量，相当于 250 g 米饭、300 g 蔬菜、200 g 水果、100 g 肉禽和鱼虾类、1 个鸡蛋、100 g 豆腐、200 ml 牛奶、1.5～2 勺油。其中每天摄入至少 130 g 碳水化合物，如食用 180 g 米或面，或者 550 g 薯类或鲜玉米。孕早期很多"小主"都要饱经孕吐的折磨，孕吐严重者可采取少量多餐这一策略，饮食要求也可适当放宽标准。

2. 孕中期营养

孕中期胎儿的小宇宙爆发，各器官组织迅速发育，因此母体对营养素的需求增加。此时胎儿骨骼生长，需要较多的钙和磷，母体组织生长需要较多的蛋白质。孕中期"小主"已经几乎摆脱了孕吐的困扰，胃口大开，可以从食物中摄取所需的营养物质。孕中期在孕早期的基础上每日增加 300 kcal 的热量，如多吃 60 g 鸡蛋、15 g 核桃、1 片面包。

3. 孕晚期营养

现在该轮到大脑发育了，孕晚期是胎儿大脑发育的关键时期，也是体格增长最迅速的时期，如果蛋白质缺乏，会影响脑细胞的数量，从而影响脑的发育。因此孕晚期要变身大胃王，保证更多蛋白质和钙的摄入。孕中期在孕早期的基础上每日增加 450 kcal 的热量，如多吃 500 g 青菜、65 g 米饭、100 g 河虾、200 g 苹果、160 g 牛奶。

（二）七大类营养素——一个都不能少

说到孕期营养，一定要把"七大营养素家族"搬出来。哪七大呢？"一大"是大名鼎鼎的碳水化合物，是能源物质界的老大哥。人体所需能量的 70% 以上都是由碳水化合物提供的，也是组织和细胞的重要组成部分，可以说我们的生命中不能没有碳水化合物。"二大"就是白白嫩嫩的蛋白质兄弟。它是细胞和组织的重要组成成分，参与物质代谢和生理功能的调控，还积极参与各大活动，在机体的生长、发育、繁殖、遗传中都发挥着重要作用。"三大"是油油的脂肪军团。千万别嫌弃脂肪大军，它不仅能够提供能量，还可以保护和固定内脏，防止热量丢失，保持体温。"四大"是矿物质。别看矿物质在人体中的总量不到体重的 5%，但却能发挥大作用，是构成骨骼和牙齿的主要原材料，缺乏钙、磷、镁等矿物质就会导致牙齿不坚固，还参与维持机体酸碱平衡和正常的渗透压。对待矿物质，只能奉行拿来主义，因为体内是不能合成矿物质的，需要从食物和水中摄取。"五大"是维生素家族。顾名思义就是维持生命的元素，维生素是个大家族，下设 A、B、C、D、E、K 六大家系，各大家系下又设有不同类别。和矿物质类似，维生素在体内合成较少，需要从外界摄取。孕妇及哺乳期女性对于维生素的需要比正常人高，因此孕期和哺乳期要及时补充维生素。"六大"是被称为生命之源的水。人体体重的 60% 都是水，水看上去没什么营养，却是维持生命所必需的元素，万万不能缺。水是人体体液的主要成分，汗、眼泪、尿液都是由水组成的，还具有调节体温、运输物质等作用。"七大"是营养界的新宠儿膳食纤维。膳食纤维是不能被人体消化吸收的，最后形成废渣，随大便排出体外。既然不能提供任何营养，为什么要食用膳食纤维呢？那是由于膳食纤维能够促进肠道蠕动、吸附多余脂肪，因此可以预防便秘、心血管疾病、胃肠道疾病的发生，对人体是大大的有益（表6）。

表6　不同食物中的营养元素

吃啥	有啥
碳水化合物	米、面、各种杂粮、薯类、水果等
蛋白质	鱼、禽、肉、蛋、奶、豆等
脂肪	肥肉、油脂、坚果等
维生素	维生素 A：肝、奶、蛋黄、胡萝卜、南瓜等 B 族维生素：肝、肾、豆、奶等 维生素 C：蔬菜、水果等 维生素 D：海鱼、鱼肝油等
膳食纤维	粗粮、薯类、蔬菜等

（三）拒绝病从口入

喝得了三聚氰胺、吃得了地沟油、吸得了PM2.5，我们是无坚不摧的防毒小能手。但是肚子里的娃儿可经不住如此残酷的考验，只有健康安全的环境才能让他们健康成长。环境问题我们没有办法解决，毕竟我们不是空气净化器，当然条件允许的情况下，我们也可拒绝当绿萝。为今之计只能力所能及地管好嘴，拒绝病从口入。

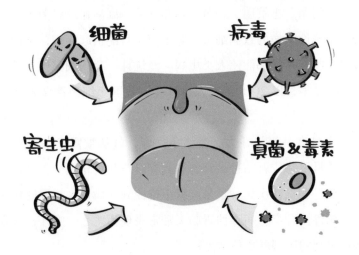

1. 食源性疾病——吃出来的疾病

通过摄食进入人体的致病因素引起的感染性或中毒性疾病称为食源性疾病，通俗地说就是吃了不卫生的食物引起的疾病。据美国 CDC 的统计，美国每年有7600 万人发生食源性疾病，其中三分之一需要入院治疗。可见老一辈留下的俗话"病从口入、祸从口出"还真是实实在在的大实话。活蹦乱跳的时候什么都可以吃啊，为什么怀孕了就冒出来这么多注意事项，因为怀孕后"小主"的免疫力下降，与孕前相比，更容易患食源性疾病。能引起食源性疾病的生物还真不少，有致病微生物引起的食源性疾病（李斯特菌病、金黄色葡萄球菌肠毒素中毒、沙门菌感染、大肠埃希菌感染）、有毒动植物引起的食源性疾病（四季豆中毒、组胺中毒），还有寄生虫引起的食源性疾病（弓形虫病）。

2. 引起食源性疾病的"小东西"

细菌及其毒素：细菌界划分为门、纲、目、科、属、种，其门徒数不胜数。细菌凭借其身材矮小、活动敏捷，轻轻松松就能跑到食物、人体中，引起食源性疾病。细菌对生存条件的要求较低，属于比较好养活的生物，有温度、有水的地

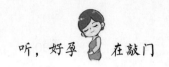

方就能存活。沙门菌、志贺菌、金黄色葡萄球菌、副溶血性弧菌等是我们发展中国家最主要的食源性疾病的致病细菌。除细菌本身能引起疾病，细菌产生的代谢产物如内毒素、肠毒素等都能使人类患病。经统计，我国细菌性食源性疾病的发病率为 0.0716 次/年，以 2018 年的人口计算，我国患细菌性食源性疾病的人口达 9988 万人次。

病毒：病毒具有一级战斗力，生活条件好，就从被窝里钻出来，繁衍后代（增殖），生活质量下降，就钻进被窝，等到春暖花开再相见。正是这超级强的野外生存能力，使得病毒性疾病一旦暴发就很难控制。病毒性食源性疾病主要有病毒性胃肠炎和病毒性肝炎。病毒性胃肠炎常常表现为恶心、呕吐；病毒性肝炎以甲型肝炎病毒引起的甲型肝炎最常见。

寄生虫：寄生虫最爱待在不熟或半生不熟的动物性食品里，像肉类、水产品等。一旦不小心吃了蜗居有寄生虫的食物，病原体进入人体就会引起食源性寄生虫病。寄生虫溜到人体后，会先找到一个喜欢的地方居住下来，然后繁衍后代（移行、定居、发育和繁殖），等到寄生虫队伍发展壮大，就会抢夺人体内的营养物资，释放毒素等使人体的细胞、组织、器官受损。2006 年，北京发生过食用福寿螺引起的多人感染事件，所以，生吃食物要小心。

真菌及其毒素：真菌和细菌大不相同，真菌是真核生物，真菌中的遗传物质（DNA）是规规矩矩地待在细胞核中的，不像细菌那样随意地散落在细胞中。据说，现在已经发现的真菌种类就多达 N 万种，加上那些藏在深山老林，至今未被发现的真菌就更多了。有的真菌外表可爱，毛茸茸的，像过期面包中生长的毛毛就是一种真菌。真菌中毒一般都是真菌毒素引起的，如黄曲霉毒素、棕曲霉毒素等。真菌钟爱氧气，对温度也有一定要求，可不是随随便便就生长的。但是并非所有的真菌都是毒物，像我们吃的蘑菇就是一种真菌。

3. 预防食源性疾病

为了祖国的花朵健康成长，在他（她）们还是种子的时候就要认真灌溉，预防病虫侵害。要做到以下几点：①继续发扬讲卫生、爱清洁的光荣传统，不仅仅是厨房和厨具的清洁，在处理食品前后也要用温肥皂水洗手，计时 20 秒钟；②杜绝生熟不分，处理和盛放食物的刀具、碗碟、砧板要根据生熟食物分开使用；③延续将病菌消灭在萌芽中的一贯作风，做到烧熟煮透，特别注意的是剩饭剩菜在食用前要加热至汤汁沸腾，达到杀菌效果，另外就是坚决不吃溏心鸡蛋；④贮存合理，食品保存的温度是 5 ℃以下，60 ℃以上，家用冰箱的冷藏温度一般为 4 ℃，但也不能过久的存放食物，尽量食用新鲜的食物；冷冻的食物不要在室温解冻，可以放在冷藏中解冻；⑤提高安全意识，购买安全食品，购买标注有质量安全、无公害农产品、绿色食品标签的食物；购买前要认真查看保质期和生产日期。

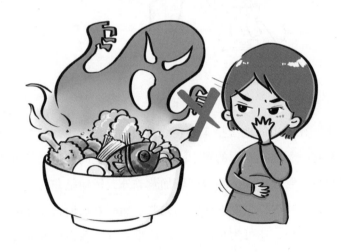

三、运动：让肉肉动起来

"肉肉们，快醒醒，紧急集合了！"下面请大脸发言，"自从怀孕，我的脸就一直在变圆，感觉说着说着话，脸都能滚走了"；下面请大腿发言，"这段时间，我没有长高，一劲儿往横向发展，这不妊娠纹都出来了"；下面请听肉肉的自白，

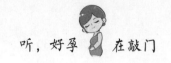
"我是肉肉，看我白白嫩嫩的，我不仅可以保暖，还能减震和储存能量，可谓好处多多。但是，我也知道我们肉肉大军也给孕妇带来了很多烦恼，可以引起很多疾病。那就让我们运动起来，做一个健康的肉肉吧"。

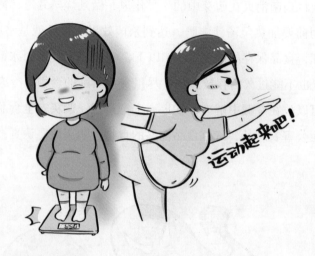

1. 孕期运动好处数一数

孕期"小主"在家中的地位呈 180°直线升级为至尊 VIP，每天主要的活动就是吃睡，不是在吃睡就是在吃睡的路上。食多动少引起的体重增长过快可以引起许多问题，要想科学管理体重，除合理增加营养外，运动是非常重要的。孕期适量运动好处多多，可减少妊娠期糖尿病、先兆子痫等妊娠期合并症的发生，还能缓解背痛和便秘。此外，还可为孕期及产后体重管理、获得良好的妊娠结局做准备。孕期适量运动可以使产妇在生产时更加有力，经过锻炼的盆底肌能更好地促进阴道分娩、保障母婴安全。因此孕期应该管住嘴，迈开腿。

2. 运动 A、B、C，选哪个好

很多人认为孕期是不应该运动的，应时刻保持养胎安胎的静卧姿态，当一个安静的"孕妹子"。那孕期该不该运动、又该如何运动呢？其实在没有复杂妊娠情况的孕妇在孕期是可以进行中等强度的有氧运动和力量训练。判断运动量是否适宜也是有方法可寻的，伸出手指轻按手腕或颈部位置，倒计时 1 分钟，确认脉搏在每分钟 140 次以下，并可以保持正常的说话速度，没有头晕、心悸、宫缩等不良反应，就可以称为适宜的运动，如游泳、行走、骑固定的自行车都是可以的。像滑雪、溜冰、打篮球、打排球、骑马、举重、潜水等剧烈的运动就暂时可以从生活中清除掉了。适量的运动可以使孕妇身体倍棒、吃嘛嘛香。例如，游泳可以缓解孕期出现的背部疼痛、增强心肺功能、促进血液循环；而步行不仅使我们增加信心还能够促进阴道分娩。

3. 运动注意事项的 1、2、3 点

孕妇运动时千万不能马虎，除选择合适的运动方式外，对环境和衣着的要求也不能降低标准。去哪里运动好呢？空气清新、噪声低、路面平整、无车辆的公园和广场是最好的选择，既可保证孕妇的安全舒适，也照顾了娃儿的感受。运动的时候可以放宽审美标准，选择宽松、舒适、纯棉、透气的衣服和轻便、防滑的鞋子。此外，孕妇的夫婿们要做好服侍工作，随身携带饮用水，在孕妇口渴时，及时呈上饮用水。运动前尽管不能酒足饭饱也要避免空腹，以免血糖过低。若身体发出了预警信号，如阴道出血、规律性宫缩、呼吸困难、头晕、头痛、难以维持平衡、小腿疼痛或水肿，应该及时停止锻炼，原地休息一下。

四、心理：我也需要人来爱

如果孕期护理是夫婿们参加的一次进修班，那么孕期营养课程和孕期运动课程这两大必修课结束后，就是孕期心理保健课程了。心理保健课分为三个课时，授课老师是特约的 Im 教授，为什么是 Im 老师呢？我们况且把 Im 看作是 important（重要的）的缩写，因为重要所以 Im，下面让我们跟着 Im 老师一起学习吧！

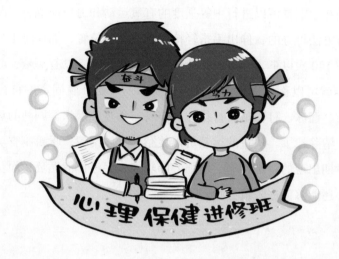

1. 不容忽视的孕期心理

Im老师带来的第一节课是：不容忽视的孕期心理。孕期"小主"和娃儿是有心灵感应的，"小主"的喜怒哀乐与娃儿的变化，甚至娃儿未来的性格塑造息息相关。"小主"高兴娃儿就高兴，娃儿高兴不仅能长高高还能促进中枢神经系统发育。若"小主"心情不好，心理压力就会通过神经–内分泌系统、神经免疫系统等多种途径作用于孕妇全身各个系统和器官，影响娃儿的健康成长。例如，心理压力会影响"小主"食欲，从而影响娃儿的营养吸收，娃儿吃不饱就会影响发育，甚至造成早产、胎儿体重减轻、生长迟缓、难产、滞产等。此外，妊娠期间的心理压力对子代远期的生长发育、心理健康均有影响。所以想要个健康开朗的娃儿，"小主"一定要保持乐观心情。

2. 是什么影响了我

Im老师带来的第二节课是：是什么影响了我。浅谈一下孕期心理的影响因素。孕期"小主"肚子里面多出了个"球"，难道小小的"球"竟有如此大的威力，足以让乖萌的"月野兔"变身美少女战士"水冰月"？怀孕后"小主"会面临很多变化，这些变化有内在的也有外在的，但这些或多或少都与这个"球"有关。首先，孕期大部分"小主"告别纤细身材，恶心呕吐、体重增加、水桶腰加身、黄褐斑、便秘、痔疮等问题陆续找上门来，似乎是为了向全世界宣告：这个人是孕妇，大家要离她远一点。此外，患有妊娠合并症（阴道流血、妊娠期高血压、胎位不正等）的"小主"更是时刻担心胎儿安危，经常会感到突如其来的烦恼和担忧。孕期"小主"心情易受外界影响，夫妻关系和家庭等因素也能轻易使孕妇精神压力增加。

3. 如何保持跷跷板的平衡

调节孕期情绪、保持孕期心理平衡，Im 老师有妙招。第一招是该出手时就出手，孕期外表的变化会给"小主"带来一定的心理负担，因此你带上他、他带上钱，来一场说走就走的旅行吧，可以去唱歌、购物、吃美食，在娱乐消遣中放松心情。第二招是我有一个小秘密只能告诉你，孕期心里难免苦闷，常常陷入多疑的困扰，那就约两三个闺蜜吐露一下心声，倾诉些许烦恼，同时也倾听好友乐观积极的声音，树立正确的怀孕观，相信"带球的日子"会更好。第三招是知识改变世界，孕期常常会胡思乱想，特别是患有妊娠合并症的"小主"，这时就要远离网络谣言和迷信思想，学习孕期医学常识，及时纠正生活中的不良习惯，听医生的话，积极配合治疗。

五、用药：吃不吃这是个问题

怀胎十月，要经历春夏秋冬四个季节，难免会遇到流感暴发期。生病了怎么办？困扰我们的常常是"这个药能不能吃"。药能不能吃的确是孕期的一个大问题，作为宝妈的我也会被这样的问题困扰，无奈我不是药学专业出身，常常要通过翻阅"典籍"来恶补一下用药常识。所以以下分享纯属我个人的心得体会和读后感。

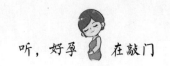
1. 感冒药，吃还是不吃？

"哈秋、哈秋、哈秋……"，千防万防，病毒难防，穿得像个熊猫，行动笨拙，抗攻击能力下降，注定逃不过病毒的追捕。被病毒逮到不会是死路一条吧？病毒怎么解？求赐教。一旦被病毒入侵，身体就会发出信号，如发热、乏力、头痛、流鼻涕、咽喉疼痛等。尽管孕妇处于特殊时期，但也不甘示弱：病毒，让我们来打一架吧！如果不幸败下阵，恰巧细菌来打劫，就会引起呼吸道感染。感冒怎么破？首先感冒分为普通感冒和流行性感冒，大家常说的感冒是指普通感冒，普通感冒是一种病原不明的上呼吸道感染，表现为体温正常、打喷嚏、流涕、鼻塞，在没有合并其他细菌性感染的情况下，不需要治疗，因为治疗与否，一周左右就会痊愈；流行性感冒是由流感病毒引起的呼吸道感染，症状比普通感冒严重，常常头痛明显，高温、剧烈咳嗽。如果持续的高热不退就可能对胎儿造成一定的影响，特别是在妊娠早期，而到了妊娠中晚期，胎儿的器官基本形成，感冒对胎儿的影响较小，但也要警惕长时间发热。因此，孕期感冒的用药原则是能不用就不用，需要用的时候才用。"那到底是用还是不用？""什么才是需要的时候？"回禀各位孕妇，发热的时候就是需要的时候，当体温飙升到38℃以上时，就会影响娃的细胞分裂，若坚持死扛到底不用药可能导致先兆流产、胎儿窘迫等。若服药不当，就会损伤娃的 DNA，引起先天性畸形。所以，强烈建议，到医院就医，听医生的话，不能自己随便到药店买药。

2. 感冒药，再见

自带感冒体质的某孕妇，某天浑身乏力，实在不想去医院，没有医生的指导该怎么办？一二一、一二一，终于走到药店门口。

某感冒孕妇："老板，我感冒了，我-要-吃-药……"

药店老板："想吃点啥？我们这种类繁多，供你选择，请看这款，某 TV 常见，受到广大群众的喜爱，要不要来一个试试？"

某感冒孕妇："不要骗我，我是上过学的，书上说过，妊娠期妇女胃排空减慢，药物在肠道通过时间延长，从而改变药物的胃肠道吸收。此外，妊娠期生理性肺血流量增加，通气过度或潮气量增加，可能增加吸入剂的吸收。因此，妊娠期万万不可乱用药！"

抗病毒药：磷酸奥司他韦（达菲、Tamifu）（常见的用于预防和治疗流行性感冒的）、扎那米韦（用于治疗 A 型和 B 型流感病毒所引起的流行性感冒）这两种药物在妊娠期应谨慎使用，因为关于它们是否适用于妊娠人群的研究还尚不明确。

抗生素：此外，妊娠期禁用、慎用的抗生素药物包括阿莫西林钠克拉维酸钾、头孢哌酮钠舒巴坦钠、阿莫西林舒巴坦（西迪林）、哌拉西林钠舒巴坦钠、阿莫西林、巴氨西林、阿洛西林以及头孢霉类药物等〔替卡西林钠克拉维酸钾（泰门汀、特美汀）可用于哺乳期妇女〕。

合成抗菌药：妊娠期禁用、慎用的合成抗菌药物包括环丙沙星（巴美洛、奔克）、氧氟沙星（安利、福星必妥、昂迪片）、莫西沙星（拜福乐、盐酸莫西沙星）、洛美沙星等。

祛痰药：妊娠期禁用、慎用的祛痰药物包括氯化铵、甘油醚、溴己新（必嗽平）、厄多司坦（阿多停）、磷酸可待因（尼柯康、可待因）、双氢可待因-对乙酰氨基酚（复方双氢可待因醋氨酚、路盖）、右美沙芬片（美沙芬、贝泰、剑可、信力）、磷酸苯丙哌林（科福乐、可立停）、复方福尔可定（澳特斯、福必安）、氯哌斯汀（咳安宁、咳平）等。

如此看来，当一名孕妇真不容易，感冒时能吃的药物真的是太少了，大部分的药物是不能吃的，如果症状不明显还是多喝点水吧！

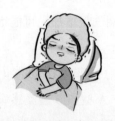

生娃篇：生娃的正确方式

当当当……当当当……"启禀'小主'，聪明伶俐可爱的小宝宝已经在宫门口等待多时了"，这时只要你躺上产床，摆好姿势，随着宫缩的节奏，用力、用力、再用力，就可以打开宫门。这时，小宝宝就会先伸出小脑袋，侦查一下军情，然后调整方位、用力向下，左推推右挤挤就出来了。

一、好孕在敲门

（一）是剖还是生，这是个问题

是剖还是生，这是个问题。到了孕35~36周，眼看再过些时日娃就要出来了，一定要赶在娃足月前，把怎么生的问题敲定下来。怎么生那要先问过医生才知道，在生产前医生会对孕妇的生产条件进行评估。首先是利用阴拭子对阴道分泌物进行检查，也就是用棉签轻轻地取一点白带进行送检，在确定没有致病菌生长的前提下才能选择自然分娩。自然分娩的另一个条件就是娃出宫的大门要开得够大，这样娃的小脑袋才能探出来，医生要对掌管宫门大小的骨盆进行测量，如果骨盆过小，任娃有四两拨千斤的力气也白搭。即便母亲的各条件均符合自然分娩，而吃饱喝足后的娃超重，宫门又限高，娃也是无法正常自行出宫的。所以是剖宫产还是自然分娩还真不是产妇或者是娃自己就能决定的。

（二）生娃方式大PK

生娃电视台播报：国家二孩政策放开，生娃的越来越多，本电台聚焦人们关切的生娃方式问题，特地举办第一届生娃方式大PK，有请正方辩手"阴道分娩"和反方辩手"剖宫产"。

阴道分娩：说我好那绝对有凭有据，我有三少，出血少、并发症少、住院开支少。

剖宫产：尽管我出血多，易发生并发症，那也不能说明我不好，剖宫产手术可控性强，可避免自然分娩的突发状况，而且生娃连花钱都不舍得吗？

阴道分娩：我还有三早，早接触、早吮吸、早泌乳，对宝宝好。

剖宫产：难道你忘了你们阴道分娩产前有宫缩痛、产程时间长这个困境了吗，这也是许多产妇不选择你们的原因。

阴道分娩：但是我创伤小、恢复快。

剖宫产：阴道分娩会导致阴道松弛，盆腔脏器脱垂，而剖宫产时阴道不易受伤。

阴道分娩：术后疼痛明显、不能及时哺乳、儿童的并发症高，这些都是剖宫产的缺点。

剖宫产：咱俩也别争了，是生还是剖咱做不了主，要根据每个孕妇的实际情况，在保证母婴安全的情况下选择正确的生产方式才是明智之举。

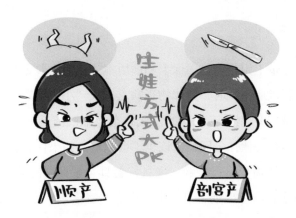

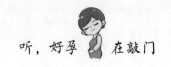

（三）有备生娃——你准备好了吗

这个给娃洗澡用，这个是睡觉用的，这个是小眼罩；这个是给我老婆用的，还有这个是刷牙的、洗脸的、洗澡的、上厕所的……嗯嗯，钥匙先揣兜里，对对对，还要带上钱包。万事俱备，坐等生娃。

1. 精神力量为第一战斗力

从怀孕到生产不仅仅是体力和精力的考验，也是一次心理大作战，今天是牛魔王来串门："我是过来人，我老婆生红孩儿的时候都痛晕了"，明天登门造访的是白骨精小姐："尽管我是单身，但是我丰富的人生经历告诉我生娃是件危险的事儿呢"，明天的明天又不知道是哪位大仙前来指教了。这些都给孕妇带来很大的心理压力，想要破解这些产前魔咒，就要相信自己，相信以救人为己任的白衣天使，她们和家人一样是最希望看到你平安的人。另外就要发挥科学知识的力量，以丰富的分娩知识代替整天的胡思乱想，驱散恐惧。现在很多医院是允许准爸爸进入产房陪伴分娩的，这样的机会万万不能错过，养兵千日用兵一时，终于轮到准爸爸上场了，生产时准爸爸在场，是给准妈妈心理和精神上强有力的支持，帮助准妈妈按摩、擦汗以分散注意力，缓解疼痛。此处提醒准爸爸们，一定要做好骂不还口、打不还手的心理准备。

2. 物质准备不能少

我带上你，你带上银行卡、医保卡和病历本，咱们医院走起。生产前待产物品是必备物资，若供应不及时，造成物资缺乏，被"小主"骂的风险就会急剧增加。此时的"小主"时刻处于待产的警戒状态，临产前后的几天都要住在医院里，不过有其他同行小伙伴陪同，应该也不会寂寞。如果住的不是VIP加高大上的医院，一些物资还需要自行采购，准备好餐具、水杯、洗漱用品、两条毛巾、两个脸盆、防滑拖鞋、卫生纸、卫生巾、内衣内裤多条、产褥垫2~3包、喂奶杉，就可以高枕无忧了。若为母乳喂养，不必携带奶瓶和奶粉。小家伙从娘亲身体里钻出来的一刻，就被周围的大白人吓哭了，可能是因为太着急了，连衣服都没穿就跑出来了，多亏爹娘们已经都准备好了，纸尿裤、浴盆、湿纸巾、洗护用品、小毛巾、小包被、小眼罩、衣帽……应有尽有，就算小家伙又拉又尿、又哭又闹也不怕。

3. 知己知彼，百战不殆——神秘产房游一游

某些人穷其一生，也未能一睹产房的风采，如不陪产的男士。产房到底是什么样？是一片祥和的繁荣景象还是哭喊声声声入耳、英勇奋战的场景，只有亲身体验了才知道。今天就带大家到产房一游，揭开产房神秘的面纱。产房是全天24小时营业，并且不分节假日，可以说是医疗界的 KFC（肯德基）。产房配备有护士站（随时可咨询）、医生办公室、配餐间（24 小时热水和微波炉）、污物间（如需查尿，可将标本放在此处的标本架上）、卫生间和洗澡间、病床周围安装有呼叫器，只要按下呼叫器，您的专属护士就会马上赶来为您服务，此等设备装置堪比五星级大酒店。

当孕妇宫口开到 2 指以上就可以从急诊或者病房送入分娩室，先在待产室乖乖等待生产，此时护士会进行内检、监测生命体征、胎心监护等检查。这里环境优美，墙上粘贴有可爱的小花小草还有婴儿的笑脸，房间里还播放着轻柔的音乐，或者是宣教视频。若护士暂时离开，孕妇请宽心，她们会回来定时检查宫口扩张的情况。分娩室配备全套分娩所需的设备，胎心监护仪、新生儿红外线辐射暖台、氧气、血压计、吸引器、心电监护仪、输液仪。不要对这些冰冷的机器翻白眼，这些机器也是有迷人外表的，它们有的长着大脑袋小细腿，有的是双腿可以张合的机器人，都是随时听候医生指示的守护母婴健康小卫士。

4. 快，我要生了

临产预兆：快要临产时"小主"的身体会接收到临产预警信号（来自于胎儿

变化、内分泌因素、神经内分泌因素等），并做出相关反馈，如见红（血性阴道分泌物）、破水、不规律宫缩，这些都是要生了的节奏。不过到底哪种征兆率先现身？可能是见红，可能是破水，也可能是宫缩先来。若是见红，莫慌，只是黄色预警，时间还来得及，见红后出现规律性宫缩（间隔 4～5 分钟，持续 30 秒），就可以去医院了，一般见红后 28 小时内，大多数孕妇会临产。若是破水，就是红色预警，丝毫不能懈怠，破水后为避免脐带脱垂应减少行走，立即卧床，抬高臀部，以免羊水流出，记录破水时间，并尽快来医院检查，适时引产，一般破水24 小时内会临产。

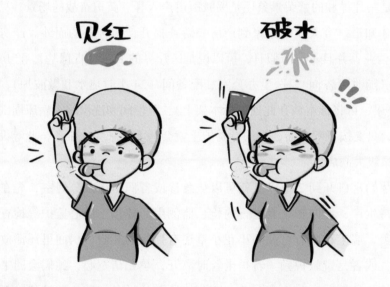

分娩四步走： 分娩也是有组织有计划的，总共分四步。第一步，开宫门，包括从规律性宫缩的出现到宫口全开（1～10 cm），是分娩来临前的热身阶段。此时适量运动可以加快宫颈扩张，加快产程。整个第一产程约需要消耗 6200 kcal热量，应多补充食物和水分。吃好喝好也要及时排便排尿，每隔 2～4 小时要光顾一次卫生间，减少膀胱对子宫的压迫。第二步，胎儿出宫，包括宫口全开到胎儿娩出整个过程。此阶段光有力气还不够，要做到有勇有谋，和医生联手打好配合战。宫缩时要用力，每次宫缩循环"深呼吸–憋气–用力"2～3次。趁宫缩间歇时间休息，待1～2分钟出现宫缩时再用力。当胎儿头部抵达阴道口时，开启另外一种作战模式，此时宫缩来时应张口哈气，待宫缩后屏气用力，这样可以使会阴扩张充分，防止会阴损伤。第三步，胎盘出宫，胎儿娩出到胎盘娩出，又称胎盘娩出期，胎儿娩出后5～15分钟胎盘就会自动剥离娩出。第四步，也就是产后，此时胎儿已经顺利出宫，待医护人员为胎儿清理口鼻黏液、处理脐带、查体后就会将其送到妈妈的怀抱了。

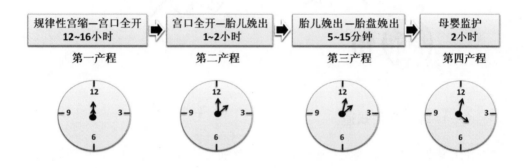

二、你应该知道的无痛分娩

对于有些孕妇来说，想剖还是想生，痛不痛是关键。据官方报道，发达国家剖宫产率在20%以下，而我国剖宫产率为46.2%左右，其中20%是非医学指征的剖宫产，也就是说有大约1/5的产妇明明可以自己生，却偏偏要剖宫产，原因自然是害怕分娩产生的疼痛。想必好多人都听说过，近年来推广的分娩镇痛技术，提倡分娩不痛，轻松生娃。但是无痛分娩到底好不好，众说纷纭。若是有选择恐惧症的产妇，就更加左右为难了。下面就来聊一聊你知道的和你不知道的无痛分娩。

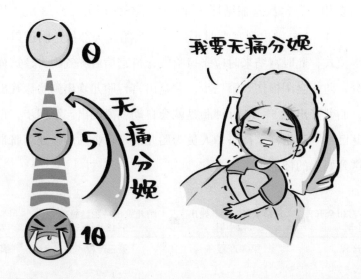

（一）痛不痛我知道

作为专业人士，应该先专业地介绍一下疼痛是什么。专业地说，疼痛是组织损伤或潜在组织损伤所引起的不愉快感觉和情感体验，也就是说痛不痛只有自己知道。在 1995 年，美国疼痛学会主席 Jame Campbell 提出，将疼痛列为第五大生命体征，与血压、体温、呼吸、脉搏一起是生命体征的重要指标。正是由于疼痛的"位高权重"才让许多产妇"望自己生娃而却步，望别人生娃而兴叹"。疼痛有 10 个等级，分为五种程度，分别为：0 度—不痛、Ⅰ 度—轻度痛、Ⅱ 度—中度痛、Ⅲ 度—重度痛、Ⅳ 度—严重痛。

生娃产生的疼痛是由于子宫收缩引发的一系列信号传递至大脑从而产生疼痛感。子宫收缩、宫颈扩张、盆底和会阴受压导致其中的神经末梢产生神经冲动，神经冲动沿内脏神经和腰骶丛神经传递至脊髓，再传至大脑痛觉中枢，使产妇产生剧烈疼痛的感觉。每个人对疼痛的阈值不同，能承受的疼痛感不同，因此疼痛也是因人而异。大多数初产妇在子宫收缩时开始疼痛，经产妇在第二产程（宫颈全开至胎儿娩出）时开始疼痛。

（二）产痛的恶果

自然分娩过程中产痛时常伴随产妇左右，产痛折磨的不仅仅产妇的精神，连肉体（生理状态）也不放过。比如子宫收缩的作用不仅仅限于对胎儿分娩的作用，还可导致产妇过度换气。过度换气有"一气多效"的作用，"第一效"，过度换气会加快呼吸频率，引起产妇器官供氧不足。"第二效"，过度换气导致血液中二氧化碳分压下降，引起慢换气，从而使产妇血氧分压下降，严重时可导致胎儿缺氧。"第三效"，过度换气使产妇的痛阈下降，也就是产妇对疼痛更加敏感。此外，产痛还可诱发交感神经兴奋，导致母体代谢和氧耗量增加。影响内分泌激素释放（肾上腺素、去甲肾上腺素、可的松、皮质激素、促肾上腺皮质激素均增加），抑制子宫和胎盘血管收缩，容易导致胎儿宫内窘迫。

（三）大话剖宫产

中国不仅有四大发明，医学也是源远流长，据记载，在公元前 2400 年，中国就进行了世界上第一例剖宫产手术。剖宫产手术是一枚硬币，正面是剖宫产挽救了许多难产和高危妊娠产妇和新生儿的生命，反面是手术过程中产生的风险和剖宫产后带来的各种并发症，剖宫产过程中由于麻醉药物，产妇可能无疼痛感，但是药效过后，还是要痛上一段时间，疼痛时间远长于自然分娩。因此无论是自然分娩还是剖宫产都会有疼痛感，一个是生之前痛，另一个是生之后痛。

1. 剖宫产的故事

随着自然分娩知识的普及，群众"自己生"的呼声越来越高，越来越多的产妇都坚强地选择"我能行，我要自己生"。能不能生还是医生说了算，对于骨盆绝对狭窄、瘢痕子宫、前置胎盘、胎盘早剥、产道异常、破水过早、严重的合并症（如严重的心脏病、呼吸系统疾病等）的产妇，医生是不会放心大胆地让她们自己生的。如果胎儿发生宫内窘迫、胎位异常、脐带脱垂、体重过大等，产妇也

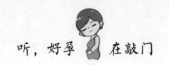

不能自己生，也要选择剖宫产来确保母婴安全。

剖宫产绝不是在肚皮上划一下那么简单，完成一项剖宫产手术要进行一系列的准备工作。首先是要有一张床位，住院后主管医生先对孕妇的各种情况（孕前病史、生育史、月经史、整个孕期的情况）进行了解和记录，此外还要进行全面的体格检查，进行交叉配血，确定手术方案和时间后，夫妻双方签署手术知情同意书以及麻醉同意单。孕妇术前一天沐浴更衣，术前 8～12 小时内不能吃饭喝水（禁饮禁食），首饰、隐形眼镜、义齿等要统统留在家。手术就要开始了，先进行药物过敏试验，为了防止感染，手术前要进行备皮（护士会将孕妇腹部、会阴、大腿上部的汗毛和阴毛刮掉），还要置入导尿管。一切准备就绪，坐等医生前来。手术完成，娃和娘亲顺利会师，此时的娘亲已经饥肠辘辘，但是术后 6 小时内一般还是不能吃喝的，实在口渴难耐，允许喝不超过 50 ml 的温水。手术后次日可以吃一些米汤或者稀饭，一旦排气，就能改善伙食，吃半流食，如面条、粥、馄饨等。一般术后 12 小时，产妇能够下床活动，或者在得到医生的许可后，也可以下床活动，并没有严格的 12 小时的限制。剖宫产的产妇恢复较慢，一般需要 1～2 个月，甚至更长的时间。

2. 一朝剖宫产，永远剖宫产的真真假假

听说，一朝剖宫产永远剖宫产，一胎剖宫产的产妇想生二胎三胎，就不用纠结生娃方式这道选择题了。但现实是，还是要纠结一下下，因为一胎剖宫产，第二胎并非一定要剖宫产，怎么生要理论联系实际，从实际情况出发。结合一胎生娃和二胎生娃的情况，考虑一胎生娃的时间、手术指征、手术方式、术后恢复情况、是否有并发感染，还有此次二胎生娃时是否有手术指征和子宫情况，综合分析、统筹考量后才能决定怎么生。对于那些子宫愈合良好，子宫下段连续、剖宫产时无感染无并发症、无胎儿过大、无异常胎位等的二胎产妇，医生会给你一个试产的机会。

（四）生娃也优雅

无痛生娃是每个自然分娩产妇梦寐以求的，在遥远的古代，各国先人们想尽一切办法来减轻产妇疼痛。八仙过海各显神通，有的是让产妇带上具有神奇魔力的戒指、项链来减轻疼痛，有的是使用麻醉药、催眠术、放血法、分娩凳等，在我国曾利用鸦片和催眠药缓解疼痛。这些镇痛方法在现在看来都已过时，麻醉学的诞生带来了更安全可靠的分娩镇痛方法，1817 年，James Yong Simpson 这名麻醉医生首次成功将乙醚用于一名骨盆畸形产妇的分娩手术。6 年后，英格兰女王维多利亚在生第八个孩子的时候，也选择吸入氯仿（一种麻醉剂）来缓解疼痛。后来 James Yong Simpson 获得了女王授予的骑士头衔。

1. 分娩镇痛有哪些

现在老百姓生娃也能享有女王级待遇。分娩镇痛的方法有很多种，非药物性镇痛主要是缓解产妇的紧张情绪，转移产妇注意力，如调整心态、营养均衡、导乐和家属陪伴分娩、音乐分娩镇痛都能起到安慰产妇心灵的作用。有些医院拥有产前分娩体验，产妇可以提前体验一把分娩，可以消除生娃的恐惧感，减轻心理负担，生娃时就能轻装上阵。呼吸镇痛是通过呼吸的节奏来减轻疼痛，孕末期各位孕妇可以练习练习呼吸，临产开始后采用深而慢的胸式呼吸法，宫缩时用鼻腔吸气、口腔呼气。第一产程末期到宫口开全之前，采用快而浅的呼吸，第二产程要向下屏气。此外，按摩法、香熏疗法、针灸、针刺、自由体位都能起到镇痛的作用。

药物性镇痛是倚靠药物而非强大的精神力量来缓解疼痛，全身使用麻醉性镇痛药已经略显过时，较为流行的是连续硬膜外镇痛（CIEA）和患者自控硬膜外镇痛（PCEA），如此高大上的镇痛方法到底是何方神圣？这就是传说中的"龙骨针"，将小剂量的局部麻醉药和镇痛药注入椎管内的硬膜外间隙，阻断痛觉信号传入大脑。此时产妇意识清醒，不影响运动功能，产妇可以下地活动和进食，在

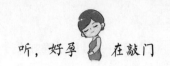

不影响产妇"生产力"的前提下达到镇痛效果，称得上是可行走的硬膜外镇痛。

2. 硬膜外镇痛的好好坏坏

硬膜外镇痛的优势显而易见，能吃能喝能活动，还可以实现产妇优雅生娃的愿望，不必声嘶力竭地喊痛。对符合自然分娩条件的某些妊娠期的产妇，分娩镇痛有助安全分娩，即使在分娩过程中突发紧急事件，转向剖宫产手术，硬膜外导管可用于手术麻醉，节省了时间。但硬膜外镇痛不是全能选手，有时也不是百分百有效，若出现镇痛不完全或部分镇痛，只能进行二次穿刺置管，尽管硬膜外镇痛是可行走的镇痛方式，但在镇痛初期，有些产妇不可行走，出现行走无力，需要有人搀扶才能走路。另外镇痛后的产妇可能会有排尿困难、发热、低血压、瘙痒等并发症。

3. 无痛分娩的去与留

作为一名吃瓜群众，着实理解不了生娃的过程，据说这是一种痛并快乐的奇妙体验。想只要快乐，不要痛，选择无痛分娩，对产痛说再见，是不是一种明智的选择，仁者见仁，智者见智。

仁者问："无痛分娩对胎儿有影响没有啊？"

智者答曰："听说过 Apgar 评分吧，就是评价新生儿总体健康水平的方法，根据外貌（皮肤颜色）、心率、呼吸、肌张力和运动、反射（对刺激的反应）这五项给新生儿进行打分，满分 10 分，7 分以下不及格，可能有轻度窒息。4 分以下严重不及格，考虑患有重度窒息。研究发现，分娩期间使用硬膜外镇痛对新生儿 Apgar 评分是没有影响的。"

仁者问："无痛分娩对哺乳有影响没有啊？"

智者答曰："无痛分娩产妇的乳汁中局部麻醉药和镇痛药的含量非常低，无痛分娩也不影响产妇的乳汁分泌，因此不影响哺乳。"

仁者问："无痛分娩会不会造成术后腰痛？"

　　智者答曰："有些自然分娩的产妇在产后会出现腰痛的症状，但没有证据显示腰痛与是否采用无痛分娩有直接关系，未采用无痛分娩的产妇也会出现腰痛。生娃时胎头压迫脊椎和长时间保持同一个姿势都可能引起产后腰痛。"

　　仁者穷追不舍："无痛分娩会不会影响产程?"

　　智者答曰："无痛分娩使产妇能够更加轻松，减少神经内分泌反应，放松产道肌肉，因此研究发现，无痛分娩可以缩短第一产程（出现规律性宫缩至宫口全开）。此时医生为了让产妇感受到宫缩，会控制镇痛程度，使产妇疼痛程度为轻度疼痛，疼痛评分为 3 分。但是到了第二产程，由于麻醉药的药效还在，很多产妇无法用力，此时需要护士帮忙助产。总体来说，无痛分娩对整个产程的影响很小。"

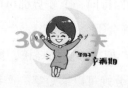

产后篇：好好"坐月子"

　　卸货完毕，"坐月子"时间到。"坐月子"是老一辈流传下来的传统，大概就是要休养一个月的意思，也就是 30 天。而现如今"坐月子"也专业化、科学化，称产褥期，是胎盘娩出至产妇全身器官除乳腺外恢复至正常未孕状态所需要的一段时期。时间为 6 周也就是 42 天，可以说"坐月子"是产褥期的一部分。老话说得好，月子坐不好，以后可要落下病咧。老话自有三分理，那咱就听老人言，好好"坐月子"。

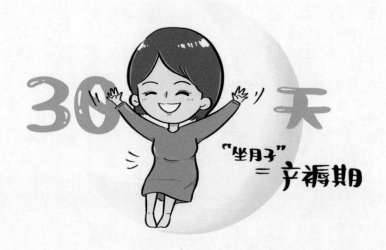

一、我的身体发生了什么

孕期"小主"不仅要带"球"跑，还饱受变胖、皮肤瘙痒、黄褐斑、便秘等的折磨，卸货完毕进入产褥期的"小主"是否还要面临这些让人头痛的问题，这还需要科学的力量帮助我们了解产褥期"小主"身体都发生了哪些变化。

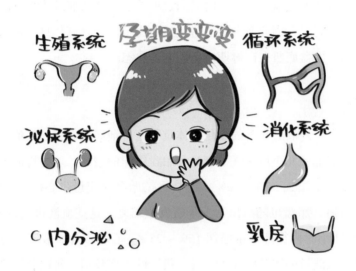

1. 生殖系统的变化

女性生殖系统中与妊娠相关的有四大掌门：子宫、阴道、外阴、盆底组织。子宫是掌管月经的"经女郎"，也是胎儿生长发育的地方；阴道是由黏膜、肌层和外膜组成的肌性管道，富伸展性，连接子宫和外生殖器，是胎儿娩出的必经之路，是一位瑜伽高手；外阴是女性生殖器官的外露部分，也是胎儿出宫的最后关卡；而盆底组织是千斤顶，支撑膀胱、子宫、直肠等脏器，有力的盆底肌肉是缓解骨盆疼痛和顺利生产的保障。

子宫在孕期的变化最大，是胎儿的小房子，随着胎儿的增大，小房子也要添砖加瓦，足月时小房子重约1000g。胎儿娩出后，首先要对子宫进行瘦身，产后10日子宫缩复入盆腔（此时用手已经摸不到子宫），产后一周子宫重约为500g，产后两周约为300g，产后六周恢复至怀孕前大小50~70g（成年人拳头大小）。分娩时，阴道扩张，尽管阴道是瑜伽高手，具有收缩潜力，但产褥期阴道仍不能恢复至未孕时的紧张度。分娩后外阴出现的轻度水肿，在2~3日内可恢复，若分娩时有侧切，3~4日内也会痊愈。此外，分娩时处女膜被撕裂，形成残缺的处女膜痕。再看看盆底肌肉，分娩时肌肉过度伸展，造成肌纤维部分断裂，千斤顶也有撑不住的时候，因此产褥期应避免重体力劳动，好好休息。可以通过产后盆底康复训练，使盆底肌在产褥期恢复到未孕状态。

2. 循环系统的变化

孕期"小主"外表最显著的变化除体重秤上日渐向右偏移的数值，就当数凸起的乳房了。加上胎儿小房子（子宫）和胎盘组织的增大，这些均需要额外的血液，整个孕期血量增加35%~40%，其中子宫/胎盘血流量占心排血量的25%左右。待娃出宫后，胎盘也随后出宫，子宫发生缩复，这些血液再次进入体循环，因此在产后72小时内循环血量增加15%~25%。心脏作为血液流向各个组织器官的发动机，血液量的增多增加了"发动机"的工作负荷，每次收缩排出血液量增加，加重心脏负担，因此要预防心力衰竭。循环血量一般在产后2~3周内恢复至未孕状态，1~4周血液中成分恢复到正常水平。此外，胎盘出宫后留下创面，为了使产后胎盘剥离创面形成血栓，减少产后出血，在产褥早期血液仍处于高凝状态。

3. 泌尿系统的变化

孕期"小主"增大的子宫霸占了膀胱的地盘，导致膀胱的空间越来越小，因此光临卫生间的次数频繁。到了妊娠9个月的时候，泌尿系统似乎更加神经质，"小主"时常会有尿未排尽的感觉，甚至咳嗽、大笑、打喷嚏都能刺激膀胱流出少量尿液。娃出宫后，膀胱可以稍微松一口气，但为了排出孕期体内潴留的水分，产后一周内尿量增加。胎儿分娩时，会误伤位于产道附近的尿道和膀胱，导致膀胱收缩无力，引起产后排尿困难，此外，侧切或者会阴裂伤遗留的疼痛感也会造成排尿困难，因此产后 24 小时内，尿潴留的发生增加。所以产后 4～6 小时尽量自主排尿，以防尿潴留。若不及时排尿，会影响子宫收缩、造成膀胱破裂。那排尿困难怎么办？有以下几种方法可供参考：①多喝流食物，适当饮水或果汁；②请地心引力帮帮忙，保持直立或行走；③按摩膀胱，给膀胱一点作用力，加速膀胱运行；④被侧切的产妇在排尿时可用冲洗瓶将温水喷洒于会阴处，稀释尿液，减轻灼热感。

4. 消化系统的变化

我们吃进嘴里的食物除维生素、水和无机盐可以直接被人体吸收和利用外，蛋白质、脂肪和糖类等均要消化系统的再加工才能被吸收利用。消化系统是一个神奇的魔法师，拥有众多酶类，能将米饭馒头中的淀粉分解成麦芽糖和葡萄糖，将鸡蛋和瘦肉中的蛋白质分解成多肽和氨基酸，将脂肪分解为甘油和脂肪酸。孕期消化系统消极怠工，胃肠蠕动及肌张力减弱，胃液中盐酸分泌减少，这些问题在产后 1～2 周可得到恢复。产褥期"小主"活动不便，活动量减少使肠蠕动下降，腹肌和盆底肌松弛，容易产生便秘，在产后 1～2 周也会有所恢复。

5. 内分泌的变化

孕激素： 妊娠初期，卵巢黄体是母体血孕激素的主要供应商，垄断了孕激素合成，妊娠第 8 周，胎盘滋养层细胞开始分泌孕激素，到第 10 周胎盘成为孕激素合成的主要场所，此时若供应商货源不足或更换供应商（摘掉黄体或卵巢），既不影响妊娠过程，也不影响尿液中孕激素代谢产物的排除量。在人类中，孕激素水平在整个孕期呈上升趋势，孕期末母体血孕激素浓度可达 60～100 ng/ml。产后孕激素水平急剧下降，产后一周降至未孕水平。

雌激素：妊娠初期雌激素与孕激素来自同一供应商，妊娠第7周，胎盘已经抢占了大约一半的雌激素合成市场，到第10周胎盘将卵巢黄体踢出局，取代卵巢黄体雌激素合成、分泌功能。孕期雌激素水平增加，足月时胎盘雌激素的分泌达到高峰，整个妊娠期胎盘分泌的雌激素量相当于150个育龄妇女一年的雌激素分泌量。产后雌激素水平急剧下降，产后一周降至未孕水平。

雌激素和孕激素是好朋友，妊娠初期它们手牵手心连心一同促进子宫增生、维持子宫于安静状态，利于胚泡的植入和维持妊娠，还共同促进乳房小叶和腺导管的完全发育。在一起时间长了，就有厌烦的时候，孕激素凭借着对雌激素作用方式的了解，通过下调子宫中雌激素的联络员（雌激素受体）、阻碍联络员对信息的传递（拮抗雌激素受体对靶基因的调节作用）、降低雌激素的水平来拮抗雌激素的作用。在妊娠后期，孕激素还拮抗雌激素对子宫平滑肌的预激作用，以利于分娩的启动。

催乳素：妊娠时，各大内分泌激素分工明确，雌激素负责促进乳腺导管的发育，孕激素负责促进乳腺小叶的发育。妊娠时雌激素、孕激素加上催乳素水平的升高，导致乳腺进一步增生，为分娩后排乳做准备。三大激素强强联手，缺一不可，若孕激素受体出现缺失，雌激素和催乳素虽然可以促进乳房小叶导管生成，但腺泡发育发生障碍。但在生乳作用上，三者未能达成共识，孕激素和雌激素均拮抗催乳素的生乳作用，因此只有在分娩后，孕激素和雌激素水平下降，催乳素才能大显身手，发挥促进乳汁生成的作用。

6. 乳房的变化

娃出生后的第一件大事就是要吃奶，作为全天候24小时待命的奶瓶，娃能不能吃饱就全指望它了。为了能使娃白白胖胖的，乳房在妊娠时就开始增大，乳汁的制造工厂——乳腺小叶（乳腺的组成部分）、乳汁的排泄和储存设备——乳腺导管（输乳管）都得到进一步发育。胎儿出宫后，"小主"就进入哺乳期，此时乳房真正实现其奶瓶的功能，也就是分泌和储存乳汁。产后泌乳时间因人而异，有的"小主"在孕末期就有少量泌乳，一般是产后 1~2 天有少量泌乳，到第 3 天，大量乳汁袭来。要保证源源不断的乳汁，就要常吸吮或不断排空乳房。此外，吃好、睡好、心情好、身体好这"四好"也是足量乳汁的重要保障。

二、不容忽视的产褥期保健

1. 卫生

很久很久以前有一个 "坐月子不能洗澡"的传说，就是"坐月子"这一个月不能洗头更不能洗澡，头发要保持油腻状态，皮肤也要用灰尘保护起来，这样才能防止风寒侵袭。在保暖物资和设备缺乏、房屋简陋的远古时代，为了防止产妇着凉、感染风寒，才有"坐月子不能洗澡"这一说法。实际上在保证保暖、防止着凉的前提下，产褥期是可以洗脸、刷牙、洗澡的。自然分娩的"小主"，带娃回家后就可以洗澡了，剖宫产的"小主"大约产后一周，待伤口长好就可以洗澡。洗澡应选择淋浴方式，而且时间不宜过长。产后出汗增多、恶露排除，要勤换内衣、内裤，内衣内裤应选择纯棉质地和宽松的款式。产褥期"小主"要对自己好一点，居住的环境要适宜，标准为：温度 22~24℃，湿度 50%~55%，每日上、下午各一次开窗通风，每次约 20 分钟。这样可以赶走细菌，同时为室内提供新鲜氧气。

2. 饮食

吃得太咸，水肿难消除；吃得太油，不易消化；吃得太酸，不利于恶露排出。喝了经过浓茶、浓咖啡滋润的乳汁，娃就会精神头十足，不睡觉就会影响生长发育。产褥期如何吃，也是个问题，问题答案只有四个字，就是营养均衡。产妇营养均衡，不仅能保证天然优质奶源，还能补偿妊娠和分娩时的营养消耗。

《中国妇幼人群膳食指南（2016）》中推荐的乳母一天食物量：谷类 250~300 g，薯类 75 g，杂粮不少于 1/5，蔬菜类 500 g，其中绿叶蔬菜和红黄色等有色蔬菜占 2/3 以上，水果 200 ~ 400 g，鱼、禽、蛋、肉类（含动物内脏）220 g，牛奶 400 ~ 500 ml，大豆类 25 g，坚果 10 g，烹调油 25 g，食盐 5 g，为保证维生素 A 和铁供应，建议每周吃 1 ~ 2 次动物肝脏，总量 85 g 猪肝或 40 g 鸡肝。

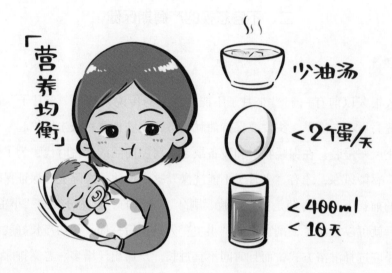

汤的喝法：乳汁的产量和摄入水分的多少有关，而喝汤就是补充营养和水分的好方法。汤要如何喝，也是有学问的，餐前不宜喝太多汤，半碗或一碗汤就够了，要给胃留点空间装食物，吃到八分饱时喝剩下的半碗或一碗汤。喝汤的时候不要冷落了汤里面的肉，肉的营养大部分还在肉里，汤只吸取了肉中 1/10 的营养。少油汤是产褥期"小主"的首选，多油浓汤会影响食欲，还容易引起娃脂肪消化不良性腹泻，因此汤还是少油好，如鱼汤、禽类汤、排骨汤、蛋花汤、豆腐汤、蔬菜汤。还可以加入一些煲汤材料，红枣、红糖、猪肝等有助于补血，仔鸡、黄豆、猪蹄、花生、木瓜等具有催乳的功效。

鸡蛋怎么吃：以往看望"月子"期间的产妇，必然要携带一篮子鸡蛋前往，"坐月子吃鸡蛋"也成为一种自然现象。鸡蛋营养丰富、易于消化，适合产妇食用。鸡蛋外白里黄，看上去满满的蛋白质，一个鸡蛋含有 6 g 蛋白质，可以与一杯牛奶相媲美，但含钙量却不及一杯牛奶。蛋黄中有大量的胆固醇，产妇不宜过多食用，所以鸡蛋要限量供应，每天最多 2 个鸡蛋。

红糖水，喝还是不喝：据说红糖有补血、活血化瘀之神效，每每"大姨妈"驾到，都要喝上一杯红糖水。红糖确是补血供能的佳品，集多种营养素于一身，丰富的糖类和铁质，具有温补效果；胡萝卜素、维生素 B2、维生素 B3、锌、锰、钙、铜等微量元素，具有补血功效。不仅能够满足产妇身体恢复的需要，也能为娃儿提供足够的养分。但是却不宜多喝，长期喝红糖水会导致血性恶露增多，还会降低食欲，所以红糖是限期供应，一般产妇饮用红糖水不超过 10 天，若有红色恶露，每天不超过 400 ml。

3. 活动

生完娃后总算可以松一口气了，摸摸肚子，平整些了，卸货后体重也减轻了。但是长在身上的肉肉赖着不走。怎么办？还是先让肉肉动起来再说吧。刚想起身，就听见厨房传来一声大喊"不要动，坐月子是不能下地的"。躺着"坐月子"也是老一辈传下来的，那是遵还是不遵呢？心里一顿挣扎。自然分娩产后 6~12 小时可下地活动，并遵循缓慢原则。产后第 2 天，可以做操，如颈部、臀部、背部等局部运动、呼吸运动、缩肛运动，原则为循序渐进。产后 6 周可以选择散步、慢跑，每天 15~45 分钟，每周 4~5 天。适量运动可以促进血液循环和子宫缩复，还可帮助身材恢复。

4. 心理+生理

产后抑郁：娃安全着陆，接下来就要好好爱自己，搞定饮食起居，再来关爱自己单薄的身心。生娃后的你是否时常感到喜怒无常、心力交瘁呢？这都是内分泌变化惹的祸。产妇在生娃后两周内，心理比较脆弱，变得敏感，心情起伏较大，自我评价降低，主动性差，严重时可能有自杀倾向，这些都是产后抑郁的表现。社会、心理、妊娠因素都影响产后抑郁症的发生，应对产后抑郁的良策就是加强精神关怀，充分发挥家庭的力量，让产妇感到家庭的温馨，特别是孩他爹的关心和支持。作为一家之主，孩他爹应家务活全包，洗衣、做饭、带娃，充当孩他娘和孩他爷爷奶奶、姥姥姥爷之间良好沟通的桥梁，营造一个和谐的家庭氛围。爱丁堡产后抑郁评分表（表7）可用于评价产妇是否患有产后抑郁，评分≥9分属于可疑产后抑郁；12~13分可能患有不同程度的抑郁性疾病；≥13分可诊断为产后抑郁。

表7 爱丁堡产后抑郁评分量表

1.我能看到事物有趣的一面，并笑得开心：
A 同以前一样　　B 没有以前那么多
C 肯定比以前少　D 完全不能

2.我欣然期待未来的一切：
A 同以前一样　　B 没有以前那么多
C 肯定比以前少　D 完全不能

3.当事情出错时，我会不必要地责备自己：
A 没有这样　　B 不经常这样
C 有时会这样　D 大部分时候这样

4.我无缘无故感到焦虑和担心：
A 一点儿也没有　B 不经常这样
C 有时会这样　　D 经常这样

5.我无缘无故感到害怕和惊慌：
A 一点儿也没有　B 不经常这样
C 有时会这样　　D 相当多时候会这样

6.很多事情冲我而来，使我感觉透不过气：
A 大多数时候我都不能应付
B 有时候我不能像平时那样应付得好
C 大部分时候我可以应付自如
D 一直都能应付得很好

7.我很不开心，以致失眠：
A 一点儿也没有　B 不经常这样
C 有时会这样　　D 大部分时候会这样

8.我感到难过和悲伤：
A 大部分时候会这样　B 经常这样
C 不经常这样　　　　D 没有会这样

9.我不开心到哭：
A 一点儿也没有　　B 不经常这样
C 有时会这样　　　D 大部分时候会这样

10.我想过伤害自己：
A 经常这样　　B 有时候会这样
C 很少这样　　D 从来没有

A=0，B=1，C=2，D=3 分

恶露的观察：生娃后，子宫不仅要恢复原来大小，还要清理残留的蜕膜组织、胎膜等，恶露也随之产生。早在1800年前，就有恶露这一名词了。产后血性恶露不绝最早记载于东汉著名医学家张仲景所著《金匮要略·妇人产后病脉证并治》："产后七八日，无太阳证，少腹坚痛，此恶露不尽。"恶露是指产后子宫蜕膜组织、红细胞、胎膜、宫腔黏液等经阴道排出体外。所有产妇都会有恶露，纯属正常的生理现象。恶露分三步走，每走一步，含量和颜色就会递减，持续时间延长。首先是血性恶露袭来，即恶露的颜色是和血液一样呈鲜红色，和"大姨妈"来时的量差不多，主要是红细胞、坏死的蜕膜细胞和少量胎膜，3～4天血性恶露先行告退，浆性恶露前来报到。浆性恶露颜色淡红，主要成分是坏死的蜕膜组织、宫腔渗出液、宫颈黏液、少量红细胞、白细胞、细菌，持续10天左右。随之而来的是白色恶露，含有大量白细胞，因此颜色较白，此外含有坏死的蜕膜组织、表皮细胞、细菌，质地黏稠，类似于白带状，持续3周。整个恶露持续4～6周，总量为250～500 ml。如果血性恶露不打算离开，逗留达10天以上，或者恶露有异味就要及时向医生汇报。

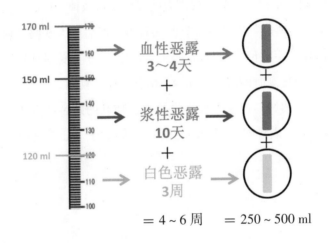

产后体温：娘亲生娃，一生就是几个小时，折腾一番，卸货成功，但疲劳的娘亲还没有完全恢复状态，加之无痛分娩中麻醉药的作用，会使娘亲产后几个小时内体温升高，这就是产后疲劳热。剖宫产的娘亲，尽管只负责在手术台上做一个安静的女子，但手术过程中麻醉药的作用，会使体温升高，一般不超过38℃。产后3天，娘亲泌乳量大增，乳房中血管、淋巴管充盈，发生乳胀，也会伴随发热，成为产后泌乳热，一般不超过39℃。

产后宫缩痛：子宫像弹簧，怀娃时增大，生完娃就缩复，一伸一缩都会引起孕产妇腹痛。产后1～2天，出现子宫收缩疼痛，持续2～3天会自然消失。喂娃的时候，也会腹痛，因为娃吃奶会反射性地刺激催乳素产生，引起子宫收缩。相比经产妇，大概是照顾初产妇没生娃经验，子宫肌纤维紧密，因此初产妇子宫复原容易，子宫收缩时产生的疼痛感不强烈。

出汗：产后 1 周内，娘亲会大量出汗，在夜间和初醒更为明显。因为在妊娠期间，娘亲血容量增加 35%～40%，娃出生时只带走了一部分血液，多余的 15%～25% 只能通过娘亲自己的努力将其排出体外。再加上孕期体内潴留的水分也要排出体外，就会频繁地上厕所以及出汗，大约 1 周就可好转。出汗的好处是可以减重，分娩时娃+胎盘+羊水的重量约为 6 kg，一周后由于子宫缩复和水分排出，又可以减轻 4 kg 左右，不费吹灰之力就轻轻松松减掉 10 kg。

避孕：孕期"大姨妈"失联，又省时又省事。产后"大姨妈"何时回归还真不好说，因人而异，不喂母乳或母乳少的"小主"，月经复潮时间早些，母乳喂养的"小主"，月经复潮时间晚。一般 4～6 个月月经复潮，只要不超过 12 个月都是正常现象。"大姨妈"没来不代表没排卵，哺乳的娘亲产后 4～6 个月排卵，不哺乳的娘亲产后 10 周排卵，所以即使没有"大姨妈"，也要适时避孕。

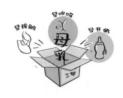

养娃篇：教你伺候娃儿

别人家的娃是衔玉而诞，咱家娃是衔小铃铛而生，醒了摇一摇，饿了摇一摇，高兴摇一摇，不高兴也要摇一摇，铃铃铃……起床时间到，铃铃铃……喂奶时间到，铃铃铃……换尿布时间到。"小主"从"带球跑"变成以娃为中心的"带奶瓶跑"，对娃言听计从，饮食起居也丝毫不敢怠慢，真是累坏为娘了。想娃变乖乖宝，娃要先吃饱，然后睡得香，和娃做朋友，读懂娃的信号，才能拒绝无理取闹。

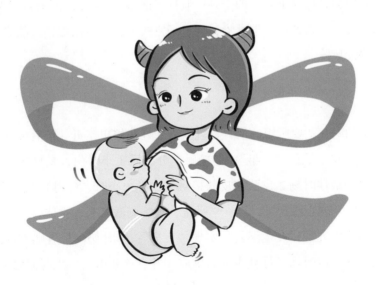

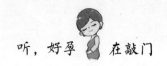

一、当好一头奶牛

1. 母乳喂养的好处

娃出生，和娘亲就形成了"共生"纽带。娘亲大爱无私，拿出自家生成加工的"十全大补汤"——富含多种营养成分、免疫因子、促发育因子的乳汁给娃。母乳是纯天然无污染的绿色食品，其中丰富的营养成分，可随着娃儿月龄的增加而变化，娃儿需要啥，娘就有啥，所以母乳可以满足不同月龄娃儿的需要。喝母乳的娃免疫能力更强，能保护娃免遭感染、腹泻、中耳炎、过敏性疾病的毒手，还有预防肥胖和高血压的神奇功效。早在 1999 年 Chen P 发表了关于母乳喂养和小孩智商的文章，题目为 "A study on factors contributing to intelligence in 857 children," 研究发现，母乳喂养的娃儿不仅身体棒棒，智商和情商都高于喝奶粉长大的娃，想让娃儿未来成为职场高手，从现在开始就母乳喂养吧！"喂奶，身材就更难恢复"是真是假？母乳喂养的娘亲每天可多消耗 500 cal 热量，相当于每天减少了 0.15 斤，长年累月计算下来，四个月产假过后能多瘦 18 斤，何乐而不为。此外，娃喝奶时，可刺激娘亲产生催乳素，促进子宫收缩，减少出血，还能降低患乳腺炎和卵巢癌的风险。

2. 母乳的正确打开方式

喝了娘的奶，就要听娘的话，母乳喂养让娃和娘更亲近。产后母乳的正确打开方式是实现"三早"。"一早"：早接触，分娩后 1 小时内，是母子（女）第一次亲密接触的最佳时刻，皮肤和皮肤接触至少半个小时，此时婴儿有吸吮反射，就依了他（她）的心愿；"二早"：早吸吮，吸吮刺激乳头，垂体收到信后引起泌乳反射，释放催乳素，发生泌乳，实现"三早"：早开奶。母乳喂养的正确姿势是母婴同室和按需哺乳，母乳为按需供应，娃点单就上菜，无时间限制，白天、夜间都要哺乳。母婴同室是指 24 小时都要在一起，分开的时间累积不超过 1 小时，母子（女）感情杠杠的。喂奶时做到以下三点：①娃的头、颈、肩成一条直线，另一只手托着娃的臀部；②娃的身体紧贴着母亲；③娃的脸对着乳房，鼻子对着乳头，下颌紧贴乳房。娃吃饱后要拍嗝，竖抱婴儿，手掌空心轻拍婴儿背部，让婴儿把胃里的空气吐出来。

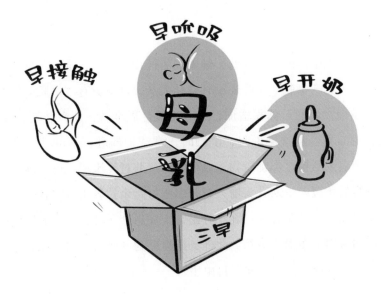

3. 母乳的保鲜

算算时间产假已过，明天就奔赴工作岗位，变身移动的奶牛。为了保证奶源充足，上班族妈妈要定时吸奶，间隔 2 ~ 3 小时吸一次，或者上下午各吸一次，每次吸 15 ~ 20 分钟。吸出的乳汁装到已消毒的奶瓶或为其量身打造的预消毒的储奶袋中。特别提示：储奶袋为一次性产品，不可二次利用！根据娃每顿喝奶量为 60 ~ 120 ml，建议储存乳汁每袋/瓶不超过 120 ml。吸出的乳汁成品未添加任何防腐剂，因此要尽快放到冰箱中冷藏，若是冷冻，则只限一次，解冻后的乳汁可以冷藏，但不能再次冷冻。冷冻的乳汁进行解冻，先将其放入冷藏室待会儿，等到其解冻后可用 37 ~ 40 ℃的温水加热。乳汁长期待在冰箱里不是长久之计，

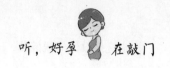
时间长了可要变成细菌的大餐，乳汁冷藏（2~4℃）时限为 24 小时，冷冻（-18℃）时限为 3 个月。

二、"奶瓶"的故事

1. "奶瓶"保健房

大街小巷上塑形的、整容的、健美的店铺比比皆是，唯独不见"奶瓶"保健房的踪影，可见"奶瓶"保健还没有普及大众，这就更有"奶瓶"保健房存在的必要了。孕期"奶瓶"体积增加，为分泌乳汁做准备，所以孕期就要开展"奶瓶"的保健工作。从洗澡说起，洗澡时正常洗护即可，不可过度清洗乳房、乳晕，避免肥皂或酒精之类刺激物，以免乳房皮肤过度干燥。皮肤湿润不干燥，哺乳时才不容易皲裂。孕期乳头增大，若出于好奇牵拉乳头，或者乳房按摩会过早刺激诱发宫缩。若乳头有少量乳汁分泌，干燥后会在乳头上形成黑垢或乳痂，可涂抹食用油后用干净棉签擦除。此外，还需要为"奶瓶"买一件大小合适、质地纯棉的衣裳，这样"奶瓶"才能自由生长。

2. "奶瓶"没货怎么办

奶牛作为产奶第一高手，纵横奶业数千载，想要和奶牛一样拥有源源不断的优质奶源，先要了解一下奶源地——乳房的发育过程。乳房的发育过程就是一部"小主"的成长史，青春期前，乳腺只有单导管。青春期下丘脑发出指令（分泌促性腺激素），命令卵巢迅速分泌释放动情素（雌激素）和黄体素，促进乳汁的储存和输出系统（乳腺导管）迅速生长。妊娠期是乳腺发育最明显的阶段，此时高水平的雌激素和孕激素使乳汁分泌系统（乳腺）迅速发育，乳导管系统势力更加强大，通过扩展、分支，形成腺小叶之间的导管，导管的末端形成没有分泌的腺泡，至最后腺泡明显增大，充满大量脂肪球分泌物，具有分泌乳汁的功能。只有乳房发育，产后才能正常分泌乳汁。乳房是乳汁的生产工厂，只有接到源源不断的订单工厂才能正常运行，乳汁销售量越多，才能激励生产。所以及时排空乳房是应对无奶和少奶的第一策略。

新手妈妈前 2 天产奶量很少，娃吃得也少，娃出生第一天胃容量只有葡萄粒大小，只能装下 5 ~ 7 ml。出生第二天胃容量稍微多了一点，是 10 ~ 13 ml。到了第三、四天，娃的胃口大增，胃容量为 22 ~ 27 ml、36 ~ 46 ml，相当于一个乒乓球，而此时妈妈们的乳汁大量产生。到了第 5 天，娃就更能吃了，能装下一个鸡蛋体积的乳汁（43 ~ 57 ml）。除让宝宝多吸吮、及时排空乳房外，注意休息、补充水分以及喝汤都能促进乳汁分泌。

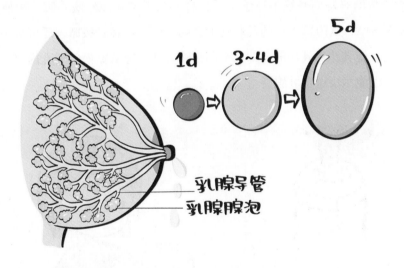

3. 给"奶瓶"多一点爱

乳房不仅是乳汁的发源地，还是移动的"奶瓶"。只不过"奶瓶"也有脆弱的时候，喂奶后"奶瓶"时常感到疼痛，这是因为含接不良。婴儿吃奶时若含接不好，就会来回牵拉奶瓶，摩擦"奶嘴"，多次刺激使"奶嘴"损坏，造成皲裂。一旦发现"奶嘴"受损首先要纠正婴儿的含接姿势，喂奶时若感到疼痛，可将小拇指从婴儿的嘴角放入口中，使婴儿重新含接。若采取强硬手段，蛮横地将"奶嘴"从婴儿口中拔出，就会导致损伤的皮肤进一步受损，而且免不了遭遇一场大哭大闹。还有一种办法就是涂抹天然羊毛脂乳头修护霜或喂奶后将一滴乳汁涂在"奶嘴"上，待乳汁干后再穿戴整齐，如果衣服摩擦导致疼痛，可以使用乳头保护罩，用不了几天就能修复破损的"奶嘴"。

另一常见的"奶瓶"破损就是乳腺炎，100名产妇中有2~4名产妇会巧遇乳腺炎。乳腺管引流不畅、哺乳不频繁、衣服太紧、喂奶姿势不正确等都是邀请乳腺炎的请帖，乳腺炎十分爱面子、摆排场，一出场就要红肿、突发肿硬胀痛、明显的压痛。请来乳腺炎容易，送走也不难，首先带娃上场，正确的姿势、频繁的吸吮能帮助妈妈们减轻不适感，尽快将乳腺炎送走。娃吃奶时，顺便给"奶瓶"做个SPA，从阻塞部位的乳腺管上方朝乳头方向轻轻按摩，还可采用不同时喂奶体位，使乳汁从乳房的各部位平均排除乳汁。穿着宽松的哺乳内衣，给乳房减减压，也能尽快送走乳腺炎。

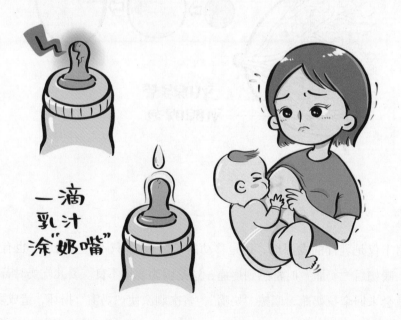

一滴乳汁涂"奶嘴"

4. 前奶和后奶

配方奶粉成分均一，第一口和最后一口的奶质和口感一致。母乳则不同，分前奶和后奶，按照先后顺序，一次哺乳过程中前期产生的奶是前奶，后期产生的奶是后奶。两者颜色质地均不同，前奶是"开胃菜"，富含大量水、蛋白质、乳糖和其他营养物质，外观较蓝，前奶能让宝宝解渴，母乳喂养期间宝宝不需要额外补充水分，前奶中的水分就足够了。开胃菜后就是正餐，后奶外观较白，脂肪含量丰富，为宝宝提供较多的热量。前奶后奶的不同可以控制宝宝热量摄入，避免热量摄入过多引起肥胖。此外，一侧母乳喂奶时间不应少于 20 分钟，否则可能宝宝还没吃到正餐，就已经用餐结束了。

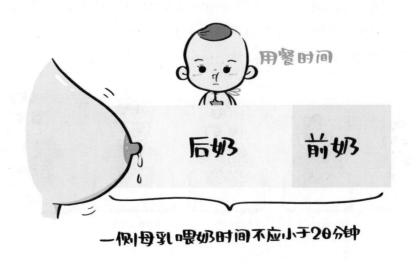

三、如何成为养娃第一高手

作为新手妈妈，如何快速上道，掌握养娃技能，还是要胆大心细才行。首先，在慢车道上试驾驶，先观察娃几点睡、几点醒、几点吃饭、几点排便……熟

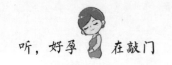

悉娃的生活作息规律，然后驶入快车道，此时的你完全掌握了什么时候喂奶，什么时候换尿布，不仅娃想要的你已经准备好，还能第一时间接收娃发出的信号，论养娃我们才是专业的。

1. 新生儿的自我介绍

大家好，我是新生儿，从脐带结扎到满 28 天前，我一直享有新生儿的名号，这段时期称为新生儿期，是我初来乍到，从子宫到外界的适应期。根据我在子宫里的时间（胎龄）不同，我也可以被分为几类：胎龄满 28 周、未满 37 周称为早产儿；胎龄满 37 周、未满 42 周称为足产儿；胎龄超过 42 周称为过期产儿。一般情况下我都是待到足月才出来，此时体重为 2500 ~ 3999 g 的我是正常出生体重儿，≥4000 g 的我是巨大儿，小于 2500 g 的我是低出生体重儿，体重再低一点（<1500 g）就是极低出生体重儿，再再低一点（<1000 g）就是超低出生体重儿。想知道是哪类新生儿，就自己算一算吧！

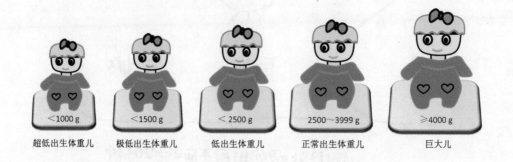

超低出生体重儿	极低出生体重儿	低出生体重儿	正常出生体重儿	巨大儿
<1000 g	<1500 g	< 2500 g	2500~3999 g	≥4000 g

2. 新生儿到来前的准备工作

家庭新成员即将到来，全家都要动起来，在宝宝报到前一切准备妥妥的。作为新手妈妈，还是要查查攻略，首先是居室的准备，宝宝出生前，是居住在子宫里，那里温度和湿度适宜，环境安全，还有一张水床。出生后居住的小房子同样不能马虎，首先要卫生并有新鲜的空气可以自由呼吸，好天气可以上下午各开窗通风一次，每次 30 分钟，通风时避免过堂风直吹宝宝。室温控制在 22～25℃，湿度为 55%～60%。并且设施齐全，寝具（婴儿床、被褥）、哺乳用品（奶瓶、奶瓶刷）、护理用品（75% 酒精、消毒棉签、指甲刀）、洗浴用品（浴盆、小毛巾、浴巾、爽身粉、护臀霜、婴儿护肤品、洗发水、沐浴露）、玩具（颜色鲜艳、细炳、发出悦耳声音）等样样不能少。此外，宝宝皮肤娇嫩，内衣首选柔软吸汗的纯棉质地、圆领、宽松易于穿脱的连体或分体的无纽扣服装。尿布也有讲究，易吸水的柔软尿布是首选，浅色的尿布更方便观察宝宝是否排小便。

心细的妈妈们一定发现了上面的清单里没有枕头，刚出生的新生儿头部与肩部同宽，平躺时，背部和后脑勺在同一平面；侧卧时，头和身体也在同一平面，因此新生儿期是不需要枕枕头的。如果为了防止新生儿偏头，可以选择新生儿定型枕。3 个月之后，宝宝开始学习抬头，脊柱出现生理弯曲，同时肩部也变宽，此时宝宝需要一个 4 cm 高的枕头。

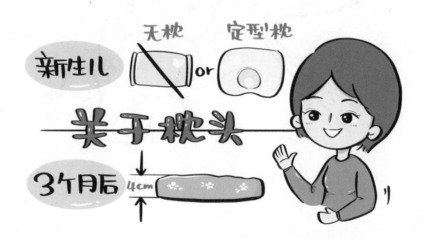

3. 脐带哪去了

自打娃从娘亲的肚子里开始，肚脐上就长了一条长长的脐带，它每天陪着娃，供娃营养，还和娃玩耍，出生后，护士阿姨丝毫不考虑娃和脐带之间两小无

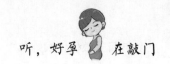
猜的深情厚谊、咔嚓一剪刀就把脐带剪掉，此时娘亲心头一紧、眉头紧皱，放心，脐带上分布的是动脉和静脉，没有神经，剪掉或消毒时无疼痛感。脐带剪掉后夹上气门芯或脐带夹，粘上纱布绷带，娃从此告别脐带时代，走向给脐带根部消毒的时代。第二天开始就要定期给脐带消毒，每天一次，最好是在洗澡后，一手提起脐带的结扎线，另一只手用75%酒精轻轻从脐带根部向周围擦拭，顺便将结扎线也消毒一下。一般7~10天脐带会自然脱落，此期间要保持脐部干燥，否则容易感染细菌，而且在干燥环境下脐带脱落得更快。剪断脐带只是关闭了脐带内的血管功能，仍是细菌侵入的潜在通道，若消毒不好可能会长肉芽、流脓甚至感染。若发现脐部有异常分泌物、臭味、出血、红肿等就要向医生请教了。

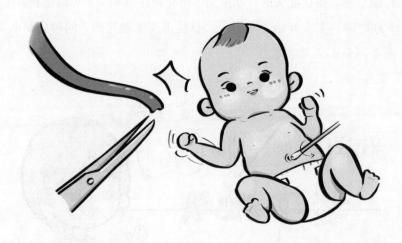

4. 新生儿要洗澡

宝宝要洗澡（出生第2天开始，一般每周2~3次），速速备好浴盆、温度计、浴巾、衣服、尿布、洗发水、沐浴露、爽身粉、护臀霜、棉签、酒精，室温26~28℃，水温39~41℃，统统要符合新生儿使用标准。新生儿头部表面积占体表面积20.8%，是"大头娃娃"，此时囟门没有闭合（出生后后囟很小或已经闭合，最迟6~8周闭合；6个月左右前囟逐渐变小，最迟1.5岁闭合），因此洗澡要从头洗起，洗完后要立即擦干。新生儿的头顶部、眉毛、鼻梁、外耳道和耳根部是汗液和皮脂的重点围攻地，若不及时清理，汗液和皮脂会与空气中的灰尘、皮肤上的碎屑联合起来，形成厚厚的痂皮，痂皮一旦形成，清水对它无能为力，不可用手将其撕掉，除掉痂皮需采取一涂二泡三洗掉，即先用植物油涂擦在痂皮上，浸泡变软后用清水洗净，头部清洗擦干后再清洗其他部位。新生儿单位汗腺密度是成人的 7 倍，更容易出汗，在颈部、腋下、大腿根等褶皱处存留的汗液不能及时挥发，会刺激皮肤，造成红肿、热痱、瘙痒，因此洗澡完毕可在褶皱处涂爽身粉。

5. 新生儿抚触

"可爱的宝宝，洗完澡吃完饭我们来做个 SPA 好不好？可以让你成长得更好，反应更快哦。"

"哼唧哼唧……"

"让我们开始吧。"

宝宝睡了一天，看看时间，已经吃完饭一个小时了（如果刚吃完饭就做抚触，可能会让宝宝吐奶）。让我们给宝宝做一个全身按摩，放松一下。首先要把宝宝脱光光，可暂且保留尿不湿，防止肚子受凉，双手涂抹抚触乳（润肤乳）后就可以开始了。按摩操分为五节，每节均按摩 4～8 次。

第一节脸部按摩：采用适度的力度用双手大拇指从宝宝的眉心开始往上按摩—顺着宝宝眉形横向按摩眉弓—将宝宝额头分成四份，每份横向按摩—从宝宝嘴角到脸颊进行按摩—从下巴到耳根进行按摩。

第二节是头部按摩：将宝宝头部稍稍抬起，将其分成两份，用除大拇指外的四只手指轻轻按摩，方向为从额头到枕部，此时宝宝囟门没有完全闭合，因此抚触囟门时一带而过即可。

第三节是胸部按摩，此时可将尿不湿脱掉，胸部按摩的动作要领是用四只手指（除大拇指）从宝宝腹壁到锁骨方向按摩，避开乳头，腹部按摩时要以顺时针

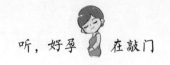

方向进行。

第四节是四肢按摩，先从小胳膊开始，双手轻握宝宝手臂，从上臂到手腕进行按压后按摩手指；用手臂按摩相同的方式按摩宝宝腿部后进行脚部按摩，同样为4~8次。

第五节是背部按摩，宝宝翻身后，小手最好放在头部两侧，呈卧姿，此时用双手来回轻轻按压宝宝背部4~8次。

这就是整个SPA流程，按摩结束后记得给宝宝换上干净的衣裤。

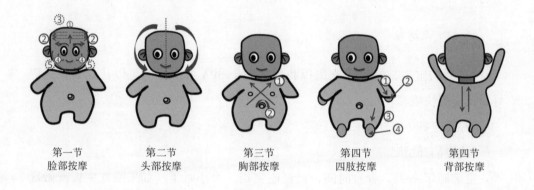

| 第一节 | 第二节 | 第三节 | 第四节 | 第四节 |
| 脸部按摩 | 头部按摩 | 胸部按摩 | 四肢按摩 | 背部按摩 |

6. 新生儿吃饱了吗

遥想儿在娘肚子里时，娘唯恐儿长不大，只能使劲喂自己，待儿出生，担心儿食不果腹之心尤切，心中时常惦念，盼儿早日言语可好。作为亲娘，十有八九会担心娃吃不饱，否则落下个虐待亲骨肉的罪名。只要留心观察就能知道娃是否吃饱，娃是聪明的，吃饱后就吐出乳头，并且流露出满足安静的表情，此时妈妈的乳房从饱满、沉甸甸变得松软。吃完饭自然要排便，多吃多排，少吃少排，因此观察婴儿尿便次数和颜色可以判断是否摄入足够的母乳。出生第1天，排1次小便（无色或浅黄色），此后每日增加1次，出生7天后有6次以上排尿，大便每日3~4次（表8）。吃饱喝好就要长体重，出生后1个月长600 g，出生后2~3个月每个月长750 g。特别提示，娃出生第二天体重会有下降，一方面是适应新环境，另一方面是妈妈还没有足够的乳汁，体重下降不超过总体重的 10% 即为正常，一周后恢复出生时体重，此后体重每天以 25%～30% 的速度增长。根据世界卫生组织（WHO）、联合国儿童基金会（UNICEF）联合倡议，新生儿出生后 1 小时内开始母乳喂养，6 个月后应及时添加辅食，在添加辅食喂养的基础上继续母乳喂养至 2 岁或以上。

表8 不同日龄新生儿大小便情况

日龄	排尿次数	大便次数	粪便颜色
第 1 天（出生日）	1	4	黑色
第 2 天	2	3	黑色或墨绿色
第 3 天	3	3	棕色、黄绿色、黄色
第 4 天	4	4	棕色、黄绿色、黄色
第 5 天	5	4	黄色
第 6 天	6	4	黄色
第 7 天	6	4	黄色

引自"北京市孕妇学校标准化课件"

7. 新生儿的睡眠信号

睡眠的种类：话说人的正常睡眠有两种时相，都和眼球有关，非快速动眼睡眠（NREM）和快速动眼睡眠（REM）。REM 的掌柜是交感神经，交感神经兴奋，心率稍快，大脑非常活跃，脑内蛋白质合成增加，新的突触联系建立，有助于婴儿建立和发展脑细胞新的功能联系，增强学习和记忆能力，在这一时期还会做梦。爬行动物几乎没有 REM，鸟类只会持续几秒，脑进化越高级的物种 REM 睡眠的时间越多。NREM 是没有快速眼动的睡眠，也就是眼球几乎没有运动，此期的掌柜是副交感神经，副交感神经兴奋，心率和血压均减慢，大脑活动下降，睡者完全舒缓，此时生长激素分泌增多，促进体格增长，可见睡得好才能更强壮更聪明。婴儿的睡眠分为活跃睡眠期（REM+浅睡眠）、安静睡眠期（相当于

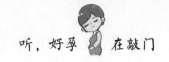
NREM）和睡眠状态过渡的未定睡眠期，45~60 分钟为一个睡眠循环周期。NREM 和 REM 在新生儿睡眠中各占 50%，随着年龄增加，眼球慢慢懒惰下来，NREM 增加，REM 减少。年过半百以后（50 岁以后），REM 慢慢变少，而 NREM>80%。

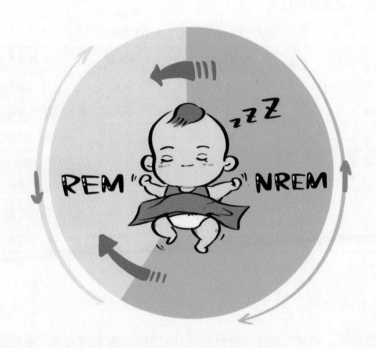

睡眠的特点：娃从出生到满月几乎都处于吃饱就睡的状态，几乎每天都要睡到昏天暗地才肯罢休，每天总计睡眠时间超过 16 小时，想和娃玩耍的家长也要抓紧时间，娃的时间是很紧张的，每天只有大约 1 小时是处于清醒的。娃满 6 个月，已经是大婴儿了，每天的日程安排是"吃喝玩乐睡觉"的无限循环。6~9 个月娃还可能是上下午多次睡觉，到 9~12 个月变成上下午各补觉一次，满 12 个月后就不再是婴儿而是幼儿，这时就能养成规律作息的好习惯，只要有个午觉就足够了（表 9）。

表9　0～12个月宝宝睡眠规律

月龄	白天清醒/玩耍时间	白天睡眠时间	睡眠次数	夜间睡眠时间	夜醒时间	合计睡眠时间
0～1月	1小时	每次1.5～2.5小时，最长一次可睡3～4小时	5～7次	2小时/段，4段，最长可连续睡眠3.5小时	30分钟/次，3次	>16小时
1～3月	2～2.5小时	1.5小时/次，最长一次可睡2小时	4～5次	2～2.5小时/段，4段，最长可连续睡眠3.5小时	30分钟/次，3次	15.5小时
3～6月	2.5～3小时	1.5小时/次，最长一次可睡2小时	3～4次	2.5～3.5小时/段，3～4段，最长可连续睡眠3.5～5小时	20～30分钟/次，2～3次	15小时
6～12月	3～4小时	1.5小时/次，最长一次可睡2小时	2～3次	3.5～4.5小时/段，2～3段，最长可连续睡眠5～6小时	小于20分钟/次，1～2次	>14小时

睡眠的信号：婴幼儿睡觉可不是白睡的，而是一种生长型睡眠，22点～2点是生长激素分泌的黄金时间，睡觉的娃比不睡觉的娃多分泌3倍的生长激素，睡觉还能促进学习记忆。时间到，我要睡觉，嘟嘟嘟……睡眠信号已通过眼神、动作等途径传递给娘亲，请娘亲快快接招。信号在哪里？信号在这里，新手妈妈速来围观。眼、头或身体转向说话人，笑、手、嘴或肢体活动，抓住看护人或物体，都是娃发出的起来嗨的活跃信号。小拳头紧握、打哈欠、吸吮、揉眼睛、皱眉、眼神不专注、肢体乱动、苦恼焦虑、烦躁、注意力不集中、玩游戏不配合，这些都是别理我、我要睡觉的睡眠信号。一旦娘亲接收到睡眠信号，就要立马行动起来，更换尿布、喂奶，包裹好后将娃抱到光线较暗、声音较小的环境中，待娃安静后放到小床上入睡。碰到呜咽不安的娃，轻拍、抚摸手臂和腿，轻摇小床，轻柔说话都是使娃更容易入睡的小妙招。

睡眠的能力：睡觉能力的养成要从小抓起，从娃出生开始就要培养自我入睡的能力。睡觉前先有个小小仪式，仪式感可以让娃知道睡觉的时候到了，如睡前 1 小时喝奶、更换尿布和衣服、调暗灯光后将娃放到小床上，此情此景再加上一首《摇篮曲》，可以更好地帮助宝宝安静下来。建议睡觉仪式后宝宝形成睡眠的条件反射，有了昼夜规律的睡-醒模式，娘亲们就再也不用担心宝宝不睡觉了。除此之外，记录睡眠日记能帮娘亲们更好地掌握娃的作息、睡眠动态，只要时间一到，娘亲就能知道是睡觉时间到了还是玩耍的时间到了。《中国婴幼儿睡眠健康指南》中提示，宝宝与父母同屋不同床也有助于夜晚连续睡眠。

8. 新生儿的小情绪

娃出生就自带小情绪，吃饱睡好会微微一笑，要求得不到满足和回应就会嗷嗷大哭。作为刚刚出生的娃，还是一个小不点，不会说话，只能用哭声和娘亲沟通，这时娘亲真是犯难了，每次的哭声都一样，叫我如何分辨。娃满月后哭声就会发生变化了，哭声可以传递很多信息：饿了、累了、烦了、害怕了。娃饿了会选择一种哭的声音，疼痛会选择另外一种哭的声音，只要用心倾听就能发现哭声的奥秘。此外，娘亲的眼睛也要派上用场，用不了多久娃就能用肢体语言表达喜怒哀乐，高兴会嘴角上扬，生气会扭身不理睬。娃哭闹时，娘亲要做出回应，哄一哄、抱一抱，娃就不会那么紧张了，娃和娘亲的信任也会逐渐建立。

9. 新生儿的"七十二变"

娃出生后就自带七十二变特效，一会儿多了一些小白点，一会儿多了一些小红斑，再过一会儿连颜色都有些不一样。这些"特效"是娃自导自演还是病毒、细菌编导的七十二变，是正常的生理现象还是异常的病理表现，想要知道答案就先来学习学习，从书本中找到答案吧。

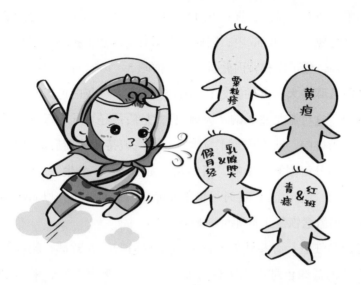

粟粒疹：刚出生的娃皮肤娇嫩粉透，用手指轻轻一碰就能流出水似的，到了第二天，乍一看，不像是自家的娃，再仔细瞧瞧，娃是自家的娃，不过模样好像变化了些，没有昨天粉嫩了，而且还长了黄白色的小点点，这些小黄白点是粟粒疹，是皮脂腺堆积形成的针头样黄白的小颗粒，常常散落在鼻尖、鼻翼、脸颊、颜面等位置。这些小黄白点也不会在娃脸上逗留太长时间，一般一周就能消退。

黄疸：娃出生后每天都会遇见不一样的娃，出生第三天，不仅不粉嫩，还变黄了。这是因为娃在氧气不充分的子宫内生活时，需要大量的红细胞。出生后，氧气足足的，自然不需要那么多红细胞，只能处理掉，处理过程中产生的胆红素存在血液中引起了黄疸。新生儿出生 2～3 天出现黄疸，第 4～6 天达到高峰，足月儿血清总胆红素（TSB）≤221 μmol/L（12.9 mg/dl）就是生理性黄疸，不需要特别治疗，2 周内就能消退。若是出生后 24 小时内出现，每天 TSB 上升大于 86 μmol/L（5 mg/dl），TSB 值过高，就是病理性黄疸，需要留院观察。娃出生时，医生就建议娘亲们多喂奶，促进胆红素排出体外，多喂奶（每天不少于 8～12 次）和晒太阳是缓解黄疸的有效方法。晒太阳的正确方式是一天 2 次，每次大约 20 分钟，冬天可选择阳光充足的正午 11:00～14:30 的时间晒太阳，夏季避开正午阳光强烈的时间，选择 9:00~11:00、14:30~16:00 之间的时间段晒太阳。娃出生时视力在 20 cm 内，因此晒太阳时要注意保护娃的眼睛，必要时佩戴小眼罩。此外，要正面和背面轮番晒，正面晒 5~10 分钟，翻身晒 10 分钟。

假月经和乳腺肿大：有的女娃在出生 5~7 天，有灰白色或者血性黏液分泌物从阴道流出，这可不是真正的"大姨妈"，是假月经。娃与母体分开后，脱离了母体雌激素的影响，从而产生了冒牌月经，一般持续 2 周后即可消退。此外，也是由于母体内分泌因素的影响，新生儿（无论男女）出生 4~7 天常见乳腺增大、泌乳，成为"胸宝宝"，这时尽量不要触碰，甚至挤压，以防止感染，2~3 周待新生儿体内激素恢复正常即可渐渐消退。

胎生青痣和红斑：有些娃天生自带 logo（标记），在背部、腰部、臀部常有色素沉积形成的蓝绿色斑块，这些色斑大小不一、形态各异，俗称"青记"或"胎生青痣"，一般不需要特殊处理，随着年龄的增长，几年后胎记就会渐渐消退。出生 1~2 天内娃的头部、面部、躯干、四肢出现的大小不等、边缘不清、数目不定的斑丘疹，称为新生儿红斑。多见于足月儿，早产儿少见。出现红斑的原因尚不明确，红斑不会给婴儿带来不适感，多在 1~2 天甚至数小时内迅速消退。

10. 安抚奶嘴

安抚奶嘴就是神一样的存在，哭闹不止的小宝贝只要含上安抚奶嘴，立刻变身安静小乖乖，最爱的小手指也可以被安抚奶嘴取代，就连哄睡都变得轻松了。安抚奶嘴拯救了被哭闹声折磨透顶的妈妈们，所以宝妈们对发明安抚奶嘴的"大神"更是感激涕零。有呼声就有质疑声，质疑声从何而来？第一就是安全问题，安抚奶嘴常常与小宝宝的小舌头、小牙齿亲密接触，所以安抚奶嘴的安全等级应该达到食物级。那就先从安抚奶嘴的原材料说起，安抚奶嘴的材质是乳胶和硅胶。乳胶取自于橡胶树汁液，每天每棵橡胶树只能产出 30 ml 乳胶汁，所以天然乳胶是相当珍贵的，并且安全环保。天然乳胶较柔软，弹性好，而且不易吸附灰尘，但其使用寿命也就是 1 个月左右，一旦发现乳胶奶嘴颜色变深、材质变黏就要立刻更换了。硅胶是一种高活性吸附材料，不溶于水和任何溶剂，无毒无味，相当稳定，除强碱、氢氟酸外不与任何物质发生反应，所以高温消毒、蒸汽消毒、微波炉消毒统统无障碍。硅胶奶嘴也是有使用寿命的，4～8 周就要更换，如果发现硅胶奶嘴上有划痕、咬痕或者碎屑就要及时更换了。现在安抚奶嘴的材质大多数为硅胶，打开盒子，取出奶嘴，会发现奶嘴油油的，这是为了防止硅胶老化涂抹的硅油，通过温水清洗、高温消毒可清除硅油。看来安抚奶嘴可以放心地使用。安抚奶嘴可以用，但不能过度使用。宝宝在吸吮奶嘴时，不安分的奶嘴在舌头上来回摆动，拉扯上颌骨，长期依赖很容易形成散牙。如果宝宝一边吸吮安抚奶嘴，一边喃喃自语会导致口腔动作不协调，发音时动作不正确，长期使用安抚奶嘴就会影响正常发音。

11. 尿不湿的烦恼

传说中的尿不湿偶然登门造访，大吐苦水一番，原来自从婴儿尿不湿被发明以来，就一直被骂，有人说穿尿不湿会影响腿部发育导致罗圈腿，穿尿不湿不舒服、不安全，而且还容易尿床。尿不湿是否能导致罗圈腿尚不明确，但安全性和舒适性确实是宝妈妈们应该考虑的问题。尿不湿最初是为航天员设计的，航天员工作的时候穿的是连体衣，不方便来回穿脱，为了解决长时间穿着航天服时的内急问题，尿不湿问世了。婴儿尿不湿在 1996 年的年消耗量是 18 万吨，到 2000 年其年消耗量达 28 万吨。尿不湿分三层，第一层最靠近皮肤，是疏水性非织布网层，中间是亲水纤维和吸水纸片等组成的吸液芯层，最外层是压敏胶组成的防渗漏底膜。里外三层都有很好的吸水性和柔软性。尿不湿被工厂生产完还要经过全方位的检测，包括长宽高是否适宜、渗透性好不好、pH 值是多少、菌落和真菌数量是否符合标准等。一般卫生检验标准中规定，真菌含量 $\leq 20 \, cfu/100 \, cm^2$ 才算合格。有些真菌是有害微生物，长时间渗入尿不湿的尿液可以为真菌提供营养，真菌会快快长，引起屁屁湿疹、红疙瘩和瘙痒。渗透性我们况且说成吸水透气性，这样更加简单易懂。吸水透气性好不好要把尿不湿的里外三层综合起来考虑，材料质量过硬，吸水透气力才能最大。所以选购尿不湿的时候一定要擦亮眼，把好质量关。尿不湿一定要勤换，勤换尿不湿才能更好地保护宝宝的小屁屁。

12. 婴儿车的选择

宝宝驾到，爸爸妈妈、爷爷、奶奶外加七大姑八大姨都会把宝宝近期甚至远期需要的物件都准备得妥妥帖帖，加上朋友同学热情相送的就更多了。拿车举例吧，有的一个宝宝配备了 n 个手推专车，如豪华型高景观车、轻便型的伞车等。车太多，占地方，家长选择起来也直蒙圈。窗外太阳工作正开心的时候，一个劲儿地释放紫外线，这时候出去要选一个有大遮阳篷外加透明开窗的小车才好，遮阳篷可以防太阳光直射，家长可以通过透明小窗来看宝宝是乖巧地睡觉还是淘气地上下踢踹。又是周末了，不用上班心情好，遛娃的走起，今天要翻谁的"牌"？不用想，伞车快快现身。伞车轻便，是出门旅行的好帮手，有的可坐可躺，再也不用担心宝宝途中睡觉啦，有的一键折叠，可登机，放后备厢里也毫无违和感。但是伞车也自带缺点，减震效果有待提高。在挑选伞车的时候，首先考虑的就是轮子是否顺滑，是否有减震，空间大小，毕竟要坐到三四岁，还有就是收放是否容易。现在市面上一键折叠（收车）的伞车很多，广告主打一手抱娃一手收车，但大部分伞车一键折叠的效果还不如意，所谓的一手抱娃一手收车，为娘真的做不到。娃还小，可是为娘特别想出门，只能带娃逛街啦，对于小娃娃，我觉得还是高景观车好些，空间大，稳当，躺着舒服，适合小娃娃，但高景观车较笨重，收放不易，推娃在附近转转还可以。如果小娃娃出生在大雪纷飞的冬天，即使娘亲想带出门，想必也会被老人们百般阻挠，能出门也要几个月之后春暖花开的时候，那不建议买高景观车，即使买了，也难逃送人或到二手市场卖掉的命运，毕竟未来的日子里伞车用得更多。如果小娃娃出生在一个春暖花开的温暖日子里，刚出生就能享受美好世界，那可以考虑高景观车，让小娃娃躺在宽敞舒适的车里看风景也是不错的选择。

四、新生儿疾病筛查

娃出生后要进行一系列身体检查，目的是防患于未然，对影响儿童生长发育、导致儿童智能障碍的先天性疾病和遗传疾病进行早期诊断。新生儿期进行听力筛查、耳聋基因筛查、遗传代谢病筛查、先心病筛查以及髋关节筛查。其中，耳聋基因筛查、遗传代谢病筛查不需要娃立正乖乖躺好，只要从小脚丫处取一点点儿血液就能进行检测，方法高效快捷，保证娃不遭罪。

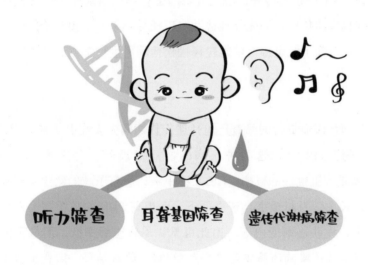

1. 听力筛查

我国先天性听力障碍的发生率为 3% ~ 6%，因此娃出生后 2 ~ 5 天进行听力筛查的初筛，在娃处于自然睡眠状态时进行效果最佳，安静、避免交谈等产生噪音是听力筛查对环境的基本要求。目前采用耳声发射技术和/或自动听性脑干诱发电位筛查法对新生儿两耳进行检测，几分钟就可以检测完成。筛查结果有通过

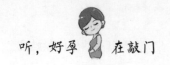

和未通过，未通过的新生儿还有补考的机会，出生 42 天内进行复筛，若补考也没有通过就要及时呼叫医生。

2. 耳聋基因筛查

我国每年通过新生儿听力筛查可以发现 3 万名左右的听力障碍新生儿，但每年实际新增聋儿（0~6 岁）的数目超过 6 万名，因此还有一半听力障碍的新生儿不能通过听力筛查检查出来。研究发现，90% 的聋儿的父母听力正常。听力与遗传、环境因素均有关系，耳聋人群中 60% 与遗传有关，其余 40% 是环境因素造成的。遗传性耳聋又分为常染色体隐性遗传、常染色体显性遗传、X 连锁遗传、线粒体 DNA 母系遗传等，总之耳聋与遗传基因密切相关，通过耳聋基因筛查可以发现具有遗传因素的先天性聋儿，以便尽早采取干预和治疗措施。基因筛查只需要取几滴新生儿足跟血就能轻轻松松地利用生物学方法检测出来。

3. 遗传代谢病筛查

需要几滴足跟血进行的筛查还包括遗传代谢病先天性甲状腺功能低下（CH）和苯丙酮尿症（PKU），这两种疾病的发病率极低，分别为 0.3‰~0.4‰ 和 0.1‰，也就是万里挑一的概率。CH 又称甲减，患有甲减的新生儿喂养困难、腹胀、便秘，长大后身材矮小、智能低下。而患有 PKU 的孩子智力发育落后、毛发由黑变黄、皮肤逐渐变白等。由此可见，尽管患病率低，但危害大（特别提示：北京市这两项疾病的筛查是完全免费的）。筛查结果一般在采血 1 个月后由筛查中心通知，或者登陆 http://wjw.beijing.gov.cn 也可以查询到，主页中有便民服务一栏，点击新生儿疾病筛查结果查询，输入筛查编号和产妇姓名就可以查询。

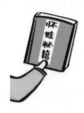

番外篇：怀娃"秘籍"

没娃的想要个娃，有娃的想要更多的娃。论时下茶余饭后最火热的话题莫非是这本看了就能怀上的怀娃"秘籍"？本"秘籍"解码了不孕不育的心法口诀以及提高精卵质量的招式招数。

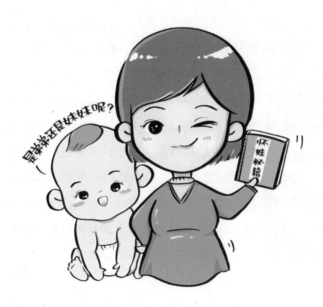

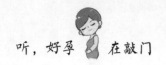
一、第一重：不孕不育从哪来

1. "怀不上"的说法

医学上称育龄夫妻在没有采取任何避孕措施的条件下，经过 2 年正常性生活仍不能怀孕的现象为不孕不育。据统计，育龄期夫妻在备孕一年能够成功妊娠的概率是 80%，备孕第二年能够妊娠的概率是 10%，其余的 10% 是因为怀不上娃而苦恼的不孕不育夫妻。也就是说，每 10 对夫妻中有一对夫妻是不孕不育。对于备孕半年还没有妊娠的夫妻，尽管不属于不孕不育，但还是建议去医院就诊，进行不孕不育的检查才能放心备孕。

2. "怀不上"的原因

随着年龄增长，她来了"大姨妈"，怎料"大姨妈"不按套路出牌，常常不在约定时间内（月经周期为 25~31 天）串门，称为月经不调。月经不调的后果就是引起无排卵症，导致不孕。"大姨妈"携"疼痛"作为礼物登门造访，为痛经，痛经也让人受不了，严重的痛经伴随患有子宫内膜异位症或子宫肿瘤的潜在风险。何谓子宫内膜异位症，简言之就是本来应该长在子宫中的内膜组织，不服从领导分配，偏偏要长到卵巢、输卵管和腹腔中，结果就会引起着床障碍和排卵障碍。此外，"大姨妈"未到或已离开之后还有出血现象，为非经期出血。大多数非经期出血是子宫肌瘤或子宫内膜息肉在作怪，子宫内膜息肉是子宫中一些内膜增生为息肉状的良性肿瘤，如果不凑巧，增生的息肉刚好长在受精卵进入子宫的位置，那受精卵无法正常入住子宫内膜大酒店，导致不孕。若"啪啪啪"时有疼痛感，也不能马虎大意，性交痛也是不孕的原因之一。心理因素、阴道异常（阴道强韧、阴道闭合、阴道狭窄）和子宫内膜异位症会引起性交痛，生娃的精子和卵子还没有着落，就不可能怀孕。

随着年龄增长，他长了胡子，具备了生成精子的独特技能，但如果无精子或者精子的数量低于标准（无精子症、少精子症），或者这些精子不够健康强壮、运动能力低（精子无力症、精子畸形），引起造精功能障碍就会导致不孕。即使库中储备了足够优秀的精子，但是精子运送通路不畅，精子不能抵达目的地（附睾），即使精子们顺利抵达目的地，但不巧偶遇附睾炎（结核病及衣原体感染症等引起的附睾炎症），那么受损的输精管就会闭塞，导致精路通过障碍，引起不育。随着年龄增长，他学会了吸烟喝酒，甚至患上糖尿病、肝脏疾病、高血压、动脉硬化，血液循环不好，勃起功能障碍，也会导致不育。因此，怀不上娃不只是女方的原因，男方也是有责任的，其中男女因素大约各占 50%。

二、第二重：能不能怀孕早知道

1. 做好检查前的准备工作

对于备孕半年仍未妊娠的夫妻建议去医院进行检查，早发现才能早治疗，早治疗才能早怀娃。走进不孕不育相关的门诊大门前，要做好心理准备，毕竟年纪越大，受孕概率越小，而且啥时候能怀上还是未知数，有时治疗需要 2~3 年的时间，所以要放下心理负担，保持平和心态就诊。走进门诊大门后，医生会接连抛出一沓问题，包括为什么来看病、月经是否正常、夫妻生活怎么样、健康状态、男性"啪啪啪"的功能如何等类似的隐私问题。回答这些问题时不要不好意思、遮遮掩掩，医生接待过类似的患者无数，对于医生来说这些问题和回答都是家常便饭。

2. 女性检查项目

看病讲究的是望、闻、问、切。病人就座后，医生直奔主题询问生活情况、夫妻生活、月经情况、孕育史等基本信息。询问完毕，进入内诊环节，通过视诊

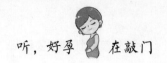

和触诊检查阴道、卵巢、子宫等的状态。内诊时医生不需要仪器设备辅助，仅靠双手就能得知患者阴道内有无伤口、糜烂，卵巢和子宫大小、硬度、宫颈部等情况。此时患者要放松，因为越紧张疼痛感越强烈，凭借多年的行医经验，分分钟检查完毕。想要观察子宫和卵巢形态离不开阴道超声检查的帮忙，利用超声进一步观察有无子宫肌瘤、子宫内膜异位症、子宫内膜息肉、卵巢囊肿等以及子宫形态是否异常、子宫和卵巢是否粘连。下面进入基本检查环节，此环节要配合月经周期，因此耗时较长（一般1~3个月），不小心错过一次检查，只能耐心等待下个月再来了。

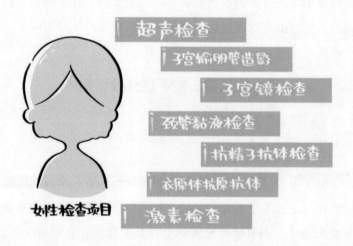

超声检查
子宫输卵管造影
子宫镜检查
颈管黏液检查
抗精子抗体检查
衣原体抗原抗体
激素检查

女性检查项目

超声检查：检查频率最高的项目非超声检查莫属，每次检查几乎都要用到超声检查，产科检查常使用的是经腹部超声，而不孕检查（妇科检查）常用的是阴道超声，阴道超声能够更加清晰地观察子宫和卵巢等的形态。特别提示，月经期一般不进行阴道超声检查。卵泡期的超声检查是为了观察卵泡大小和发育，以便预测排卵日；排卵期是否有真正的卵子排出也要通过超声进行确认，此外还要观察子宫内膜厚度、卵泡和黄体形成，以便及时发现是否有着床障碍；黄体期子宫内膜增厚是为了迎接受精卵，因此黄体期的超声检查是为了观察子宫内膜厚度，子宫厚度不足会影响受精卵着床。

子宫输卵管造影：输卵管是卵子和精子相遇的地方，也是受精卵入住子宫内膜的必经之路。进宫之路是否畅通无阻（输卵管是否通畅、有无水肿），进宫后是否允许登记入住（子宫状态）都可以通过子宫输卵管造影进行检查。造影原理可归纳为"通则达"，即只要通畅，造影剂就能到达。宫腔内注入造影剂，造影剂分散到子宫，流向输卵管，在 X 线照射下可看到造影剂呈白色，如果输卵管正常，造影剂会从输卵管伞端流向腹部，若输卵管狭窄或堵塞，则造影剂无法通过。造影剂（碘）最后会流向腹腔，不会对怀孕产生影响。对造影剂过敏的患者还有备选方案，可改为通水、通气检查。

子宫镜检查：子宫镜和胃镜相同。卵泡期，医生委派小镜头作为侦察兵，查看子宫内部的情况后通过光纤投射到显示器上，以便医生观察是否存在子宫内膜异位症、子宫肌瘤、子宫内膜炎症、子宫形态异常、子宫粘连。目前使用的子宫镜是经过改良的，其前端非常柔软，检查过程中基本不需要麻醉。

颈管黏液检查：颈管黏液就是大家常说的白带。平常时候，白带是阻止细菌进入子宫的排查兵，在排卵日到来之前，白带是护送精子进入子宫的护卫兵，此时白带的分泌量增加、黏性增强。因此白带的状态可以有效地测定排卵日期，只要将无针头注射器从阴道插入宫颈，采集白带样本，如果处于排卵临近时，会发现白带更加黏稠，可以拉伸 10 cm 以上。此外，同房后 24 小时内，可以通过白带检查观察精子的状态，确认子宫内精子的数量和运动状态。

抗精子抗体检查：顾名思义，抗精子抗体的作用就是偏偏要与精子作对，通常情况下女性体内不会对精子产生抗体。如果产生了精子抗体，抗体一旦识别出精子，便将精子紧紧抱住，被围困精子的运动能力下降，无法到达输卵管与卵子见面。在白带和子宫内都未检测到精子存在的情况下，有可能是产生了精子抗体。是否存在精子抗体可以通过血液进行检测，将精子放入女性血液中，显微镜下观察精子的运动能力，若精子的运动变得困难，可以基本确定存在精子抗体。

衣原体抗原和抗体的检查：衣原体是一种比细菌还小的原核微生物，直径只有 0.3 ~ 0.5 μm，相当于人类头发直径的 1/200 大小。这种小小的微生物能引起很多疾病，如子宫颈管炎、子宫内膜炎、输卵管炎等，从而引起颈管黏液不全，

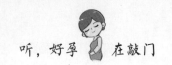
导致着床障碍和输卵管障碍。衣原体还能通过性接触传播。用棉棒采集子宫颈管或阴道的分泌物可以直接用于检查是否存在衣原体，而是否存在衣原体抗体可通过采集血液后对血液进行检测。

激素检查：女性体内激素的分泌状况不仅可以反映出卵巢和子宫的状态，还与月经周期密切相关。激素分泌正常，卵巢和子宫的功能也正常，激素分泌异常，排卵和着床都会出现障碍。月经期下丘脑作为司令部下达让子宫内膜为受孕做准备的命令（分泌促性腺激素释放激素，GnRH），垂体在第一时间接受司令部传达的指令，指示卵泡长大的时间开始（卵泡期），并分泌卵泡刺激素（FSH）和黄体生成素（LH）作为卵泡成长的"口粮"，与此同时垂体也将司令部的命令下达到卵巢，与卵巢分泌的雌激素协同促进卵泡生长，在卵巢成熟时，卵巢分泌的黄体激素促进卵子排出。卵巢收到上级命令后，同时以黄体激素为信号，将命令传达给下级部门子宫，并命令子宫内膜增厚，为受精卵着床做准备。以月经周期为28天为例，分为月经期（1～6天）、卵泡期（7～14天，包括排卵期）和黄体期（15～28天），一般排卵发生于月经周期的第14天，或者30天月经周期的第16天。

3. 男性检查项目

男性的检查简单些，主要是问诊、精液检查、睾丸视诊和触诊、超声波检查以及激素检查等。问诊时多会问一些关于性生活的问题，请如实回答。

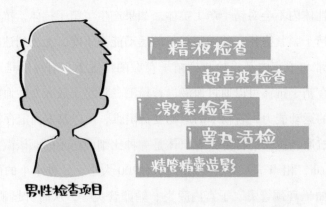

男性检查项目

　　精液检查：睾丸中精子发育需要 3 个月的时间，因此采集的精液能反映出 3 个月内的身体状况。禁止性生活 3~5 天后，采集精液。特别提示，自己在家手动采集的精液需要保存在 25~30℃的环境中。精液检查主要是利用显微镜或自动分析仪器，针对精液的颜色、精液量、精子数量、运动率、畸形率等进行检测。正常的精液为 2 ml 以上的乳白色、不透明液体，其中精子数量达 4000 万个/毫升以上，若精子数量低于 2000 万个/毫升，可能是少精症，一个精子都没有，可能是无精症。正常的精子具有运动能力，运动率达 50% 以上，并且形态正常的精子达 30% 以上。若运动能力差可能是精子无力症，形态异常则为精子畸形。

　　超声波检查：通过视诊和触诊观察睾丸的形状、位置、硬度，确认附睾、输精管、前列腺是否有炎症。还要利用超声波进一步确认睾丸大小，是否患有疾病。容积小的睾丸，其制造精子的能力有限。若存在睾丸相关疾病（肿瘤、精索静脉瘤、阴囊水肿等），也可能影响精子质量。

　　激素检查：男性激素的分泌同样接受下丘脑的指挥，受小丘脑-腺垂体-睾丸轴活动的调控。下丘脑作为司令部下达生精命令（分泌促性腺激素释放激素，GnRH），垂体在高水平 GnRH 刺激下分泌 FSH 和 LH，FHS 和 LH 进入血液，作用于睾丸，传达下丘脑指令，促进精子发生。睾丸还具有合成和分泌雄激素的功能。因此通过对血液中激素水平的检测，可以评价睾丸的造精功能。

　　其他检查：上述基本检查过后，确诊为无精子症的患者还要接受睾丸活检或精管精囊造影检查。睾丸活检是为了查明无精子症的原因，以及睾丸中是否有精子。若睾丸中制造精子，而精液中无精子，可以诊断是精子通过的通路存在障碍。精管精囊造影检查是利用 X 线摄影来确认精管的堵塞情况，查找出无精子症的原因是在睾丸还是精路。

三、第三重：排卵日的神预测

　　"我从远方赶来，恰好你也在"，这就是精卵结合的最高境界。如何让精子和卵子不走丢，顺利会师，人为制造些偶遇的机会可好。精子离家出走，从睾丸出发，到达输卵管等待与卵子相遇，离家出走后的 3 ~ 7 天内，精子具有受精能力。卵子还是那个没有耐心的卵子，若卵子从卵巢排出后 12 ~ 14 小时内未看见心仪的精子，心灰意冷，从此失去受精能力，感觉不会再爱了。因此，为了不让卵子等太久，精子可以提前出发待命。精子一直在，卵子何时来？正确地预测排卵日期才是精卵顺利会面的关键。一般来说，排卵日是下一次"大姨妈"来前的第14 天，用"大姨妈"到来的日期减去 14 天，就是排卵期，但只适用于月经正常的女性。此处赠送一条内部消息，排卵日及其前 4 天的受孕率较高。

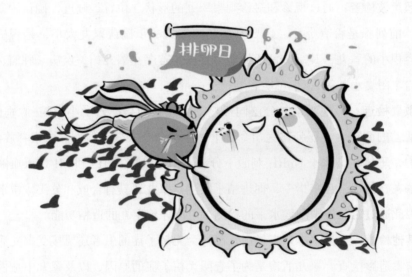

1. 基础体温表预测排卵日

月经周期中激素的改变会影响女性的基础体温，因此女性的基础体温会有0.2 ~ 0.4 ℃的变化。激素分泌正常，基础体温会出现低温期和高温期的双相分布。月经开始的第一天，体温较低，持续 2 周，称为低温期。体温最低的一天是排卵日，排卵大多发生在这一天，或者排卵日的前一天或后一天。排卵后卵泡变成黄体，激素增加使体温升高，持续 2 周时间，一直到下次月经，称为高温期。

养成每天记录体温的习惯，制成基础体温表，坚持 2 个月，就能发现自己的排卵日期。

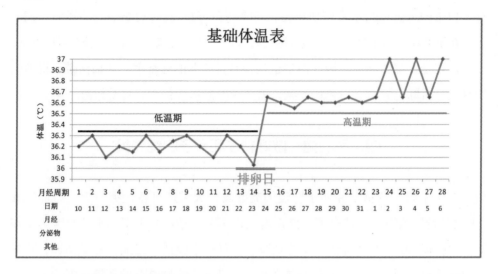

引自"北京市孕妇学校标准化课件"

2. 排卵试纸预测排卵日

对于那些月经不调、记忆力又差的"童鞋"，制作基础体温表简直是麻烦之极，现在提供一种简单、快捷的方法——试纸预测排卵日。只要到药店溜达一圈，买一盒排卵试纸就可以轻松搞定排卵日。这种试纸检测早上第一次尿液以外任何时间的尿液，此后每天在同一时间检测即可。若今天的检测结果提示阳性，恭喜你，今天或者明天就是排卵日。卵子来了，莫要错失良机，按时下班，回家做好卵子的接待工作吧。

3. 颈管黏液预测排卵日

阴道排出的分泌物也是有名字的，大家都能猜到，没错，就是白带。白带看上去单纯无瑕，实则一点都不单纯，是多种液体的混合物，由阴道黏膜的渗出物、宫颈黏膜腺体分泌的黏液、宫腔液和输卵管液混合而成。在排卵期前期，受

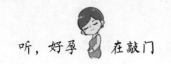
高水平雌激素的影响，白带使阴道酸性化，使在碱性环境中生存太久的病原体不敢踏入阴道半步。而在排卵期，白带使阴道碱性化，这样精子才能够更好地生存。白带的分泌还与激素密切相关，正常的白带是乳白色/奶油色的透明黏稠液体，在排卵期，白带分泌量最多，透明有黏性，并且气味小。如果能够拉伸 10 mm 左右，就是在排卵期前。因此白带也是预测排卵期的好帮手。如果白带呈褐色或粉红色、黄绿色囊状、白色奶酪状，就要及时到医院报到，接受检查。

四、第四重：做好精子和卵子的饲养员

在本书第一章精子和卵子曾经闪亮登场，大家还可曾记得"天之娇卵"和"天之骄精"浪漫的爱情故事。路漫漫其修远兮，精卵将上下而求遇见。为了使"天之娇卵"和"天之骄精"少遭点罪，早日迎来爱情的结晶——受精卵，首先要打造适合精子、卵子结合的身体条件，营造适合精卵结合的环境氛围。

1. 吃好喝好的科学化

在我们的日常生活中有"衣食住行"四大当家，尽管"食"是二当家，但确是最有实权的大掌柜，没衣服穿可以，没房子住可以，没有交通工具也可以，唯独没有食物是万万不能存活的。这么看来，吃好喝好这句祝福语似乎是最切合实际的了。如今，想要吃好喝好还真不容易做到。工作繁忙、休息缺乏、观念改变使便当、快餐、零食成了我们的主餐，高油、高脂、高糖成为我们的最爱，而那些传统的绿色食品早已被快节奏抛到九霄云外了。饮食习惯改变、营养缺乏和不平衡，导致身体功能下降，食品中的各种花式添加剂和防腐剂也成为诱发肿瘤、癌症发生的元凶。吃不好喝不好身体不好，何来优质的精子、卵子。因此，想要健康体魄，元气满满就从吃好喝好、营养均衡的一日三餐开始。

蛋白质、铁、维生素 E、维生素 A、叶酸、锌、钙这些营养元素均是优质精、卵的有力保障。蛋白质是营养圈中的扛把子，细胞、组织的形成都离不开

它，对健康卵子的生成也有很大作用。每个红细胞包含 30 亿个血红蛋白分子。每个血红蛋白分子包含 4 个血红素分子，每个血红素内包含一个铁分子，按照健康成年人每天生成 2000 亿红细胞计算，每天需要 20 mg 铁，体内储存的铁以及衰老红细胞破坏循环利用的铁之外，每日仅需从饮食中摄入 1～2 mg 铁。每次"大姨妈"光临都会带走姑娘们体内的铁元素，因此比小伙子们更需要铁。1922年 Evans 和 Bishop 首次发现，一种脂溶性膳食因子对大鼠的正常繁育必不可少，它就是大名鼎鼎的维生素 E，又称生育酚。维生素 E 是抗衰老的明星元素，不但能够防止卵子衰老，还能增加子宫内膜厚度，帮助受孕。锌元素是人体中必需的微量元素，但人体还没有进化到可以合成锌，因此只能是拿来主义，通过吃来从外界获取。锌在男性前列腺、睾丸及精液中含量较高。为何锌更偏爱男性，原来锌可以让精子在"天之骄精"的路上越走越远，不仅参与精子的生成、成熟、获能及顶体反应过程，还可以使精子活力充沛，保持精子细胞核染色质的稳定性，免于过早的解聚，使精子保持形态完整。维生素 A 是一种脂溶性维生素，大家熟知的是维生素 A 对眼睛的保护作用，竟然不知道它还有很多神奇功效，如维生素 A 对子宫环境的改善作用，可以帮助更好地受孕哦。睡前一杯牛奶能帮助更好地睡眠，这离不开牛奶中钙的作用。钙是家喻户晓的营养物质，在骨骼、牙齿中有满满的钙。此外，钙有助于安神、舒缓压力，睡得好自然更易受孕。

2. 睡眠的规律化

夜深人静的时候，你是否在奋笔疾书地工作，或者在为没有完成的任务发愁。雄鸡报晓、太阳高挂的时候，你是否还在被窝里做着甜美的梦，嘴角不自觉地流淌出几滴液体，此时几天没休息的你正打算睡上三天三夜。快节奏的生活给我们带来的不仅是饮食的不合理，还包括生活不规律、缺乏运动、压力山大。身体运转与时间、季节密切相关，晚上的睡眠时间是激素分泌的旺盛期，一旦错过就无法弥补了，生活不规律的恶果就是激素分泌紊乱、身体功能下降。所以夜猫子的你定好闹钟，向古人"日出而作、日落而息"的休息方式学习，怀娃从恢复

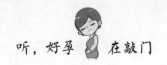

规律化的睡眠开始。

3. 体重的合理化

《人类生殖杂志》（*Human Reproduction*）于 2017 年 2 月发表了一项研究的结果表明，肥胖夫妇实现怀孕的时间比非肥胖夫妇长 55%，而减肥可以提高受孕概率。既然太胖不好，那太瘦能提高受孕概率吗？太瘦的女性中脂肪含量较低，形成激素的原料胆固醇不足，因此会抑制激素的水平。如果脂肪含量小于 17%，就会导致月经紊乱和排卵异常。因此，太胖和太瘦都不利于怀孕，还是拥有标准身材好。BMI 指数是评价身材是否合适的黄金标准，BMI=体重（千克）/身高（米）^{2}，如果计算结果在 18.5～25 之间，那么恭喜你拥有了标准身材。

4. 身心压力的低碳化

Ladies（女生们）和 gentlemen（先生们）请注意，"鸭梨"（压力）太大会导致指挥中心（下丘脑）无法正常工作，此时指挥中心忙于应付各种精神压力，怀娃的事情只能是先放到一边，无指令的下发和传达，激素无法分泌，就无法到达指定地点（卵巢、附睾）执行任务。想要完全摆脱压力（精神压力、物理压力、社会压力等）的困扰，似乎是不可能的，退而求其次，先将"大鸭梨"变成"小鸭梨"，再将"小鸭梨"变成"鸭梨核"，最后将"鸭梨"一点点吃掉（减压）才是解决问题的正确步骤。缓解压力的方式有很多种，对姑娘们来说，逛街买买买模式可以减压，听音乐、旅行、好好享受生活可以减压，适量的运动也可以减压，保持好心情、缓解压力，等待好运降临。

5. 生活习惯的健康化

据世界卫生组织统计，世界上 15 岁以上的人中有 1/3 吸烟，中国男性的吸烟率为 67%。香烟的烟雾中有 4000 多种化学物质，其中致癌物质多于 50 种。因此实在搞不懂为什么烟盒上明明写着吸烟有害健康，结果烟还是畅销产品，明知不好而为之，只能解释为青少年期的叛逆心理再次发作。吸烟不仅会造成肺损伤，对精子也有不可逆转的伤害，吸烟量越多，精子畸形率越高，精子的活动度越小，导致少精症和弱精症。长期过量饮酒的危害也不小，不仅影响胃肠的吸收功能，对心、脑、肾等器官均有损伤，对男性而言，过量饮酒会使精子的质量下降，精子的形态和活动度改变，甚至会将精子杀死。因此，吸烟和饮酒只能使实现拥有一个强壮、运动能力强、方向感强的"天之骄精"的希望越来越渺茫。在吸烟、过量饮酒的情况下，即使受孕，后代发生智力低下和畸形儿的概率也相对增加。

6. 用药的规范化

有些药物是精子和卵子的天敌，可损伤精子和卵子质量，甚至将精子和卵子杀死于无形。因此，用药需谨慎，备孕前的 2~3 个月最好不吃药（包括中药和西药）。有些免疫调节剂可以干扰精子 DNA 合成，改变遗传物质，导致染色体异常和精子畸形。一些激素类药物、抗生素、抗癌药、安眠药以及一切标志有"孕妇禁用"的药物，也会损伤精、卵质量，被药物伤害的精子、卵子、受精卵发育后胎儿中低体重儿、畸形儿的发生率较高。如果服药期间意外怀孕，可以到医院寻求医生的帮助。

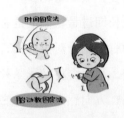

疑问篇：个个想知道

一、孕期化妆的是是非非

爱美之心，人皆有之。怀娃让我变成大肚婆，粗胳膊粗腿，脸上长了小痘痘，肚皮爬满妊娠纹，可苦了爱美的娘亲。据某某某说孕期是不能化妆的，可是娘亲要臭美，渴望做一个安静的美孕妇，就要从孕期可使用的化妆品开始。从护肤说起，保湿的护肤品能使皮肤增加水分，所以护肤品要以保湿为主，洁面一定要选择碱性的洁面产品。怀娃后，最好不要在街头路边买化妆品，无防腐剂、无色素、无香料、无化学药品成分、低酒精的天然化妆品才是最好的选择。特别要说的是口红，口红中含有油脂、蜡质、颜料、香料、羊毛脂等成分，其中的羊毛脂能吸附环境中的金属元素和致病微生物，这些有害物质可能跟随羊毛脂一起渗入到皮肤里，如果不小心将口红吃掉，那就相当于吃掉了有害物质。所以，孕期最好还是不涂或少涂口红。指甲油中含有一种叫邻苯二甲酸酯的物质，这种物质可以通过呼吸系统、皮肤、胎盘和血液进入体内，对娃和娘亲都是不好的，所以孕期涂指甲油是万万不可的。美白祛斑产品中的化学成分也很容易被皮肤吸收而进入胎儿体内，所以孕期还是不用美白产品的好。

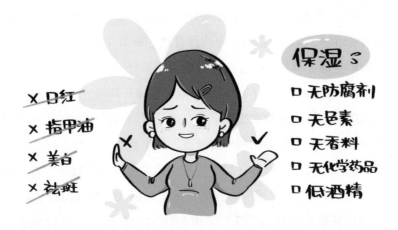

二、孩子像谁早知道

自从"小主"有喜了，就特别想知道是男娃还是女娃，女儿是小棉袄，儿子是皮夹克。父亲、母亲到底谁能如此神通，掌管性别这张牌？这就要从染色体说起了。染色体掌控我们的容貌智商、快乐忧伤、健康疾病等。正常人的体细胞中有 46 条染色体，23 对。这 23 对染色体可不是双胞胎，为了做出区别，科学家按照染色体大小、形态的不同将染色体排号，分别为 1～23 号，其中 1～22 号是常染色体，23 号是性染色体。常染色体和性染色体是同名不同姓，常染色体中每对同源染色体的形态、结构和大小都相似；控制性别的染色体就是 23 号性染色体。正常女性的性染色体是 XX，正常男性是 XY。在配子发生时，男性可以产生两种类型的精子，含有 X 染色体的 X 型精子和含有 Y 染色体的 Y 型精子。精卵结合时的性染色体一条来自母亲，一条来自父亲，所以人类的性别是精子和卵子在受精的瞬间决定的，是 XX 还是 XY 都要看父亲舍得把哪一条染色体赏赐给后代了，所以说男性才是掌管后代性别的大神。

父母身高有限的娃想要长高高还是有机会的，因为遗传和环境都能影响身高。身高是典型的多基因遗传，与人类身高相关的单核苷酸多态位点（SNPs）

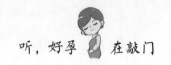
有上百个，SNP 是常见的人类可遗传变异。在人类基因组中，平均每隔 100 ~ 300 bp 就存在一个 SNP，因此 SNP 的总数可达 300 万个，甚至更多。尽管身高受遗传因素的影响高于环境（营养、青春期能量消耗、疾病）的影响，其遗传度约为 80%。但是，不要气馁，还有 20% 的概率能够长高哦。

娃的脑瓜聪明不聪明主要取决于父母，遗传对智力的影响那是相当深远，随着年龄的增加遗传对智力的影响越来越显著。决定智力的基因有很多，为了让这些基因和平共处，给每个基因都分配了任务，并规定每个基因对智力的影响都要在 0.5% 以下，这些基因散乱地分布在染色体上。例如，在 2 号染色体上有控制言语智商、操作智商和总智商相关的基因，18 号染色体上有与阅读能力相关的基因，12 号染色体上有与记忆相关的基因，11 号染色体和 14 号染色体上有与数字操作能力相关的基因。只有这些基因分工协作，合作愉快才能充分发挥高智商的作用。

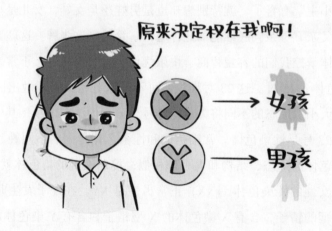

三、痔疮怎么治

常听说"十男九痔，十女十痔"，女性（60% ~ 70%）患痔疮的概率比男性（50% ~ 60%）高一点点，怀孕后女性（>70%）患痔疮的比例会再升高一点点，不过还没有达到十女十痔这么高的概率。究其根本，怀孕后女性身体激素的变化（减少肠蠕动，引起便秘；静脉扩张）和子宫的增大（压迫下腔静脉和盆腔静脉，导致静脉回流不畅）都会引起或者加重痔疮。痔疮虽无性命之忧，但会让人坐立难安。痔疮怎么治？多吃高纤维素食物、多喝水（每天 8~10 杯）、适量运动（每天至少 30 分钟）、避免长时间久坐久站、冷敷（冷敷肛门处，每天 3~4 次，每次 10 分钟）、热水坐浴（每天 2~3 次，每次 10~15 分钟）都可以预防和缓解痔疮。

此处出题一道：如果一个孕妇得了痔疮，而且痔疮还比较大，甚至有痔核脱出的时候，是不是要剖宫产？正确答案如下：分娩过程中发生痔疮破裂的概率很小，痔疮也不是剖宫产的指征，在分娩时，护士可能会采用会阴侧切的方式减少对痔疮的压力。

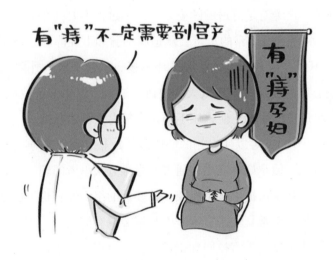

四、无痛分娩还有痛

无痛分娩并不是一点点的疼痛都没有，确切地说应该是"减痛分娩"或者是"降痛分娩"，所以说在打了无痛分娩后还是有疼痛感的。此外，产妇有临产症状

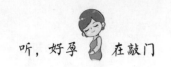

以后，并不是马上打无痛，一般需要宫口开到 3 cm 以后，所以在宫口开到 3 cm 以前的几个小时内产生的疼痛还是要产妇自己承受的。而且第二产程（宫口全开–胎儿娩出）停用无痛，所以第二产程后还是"有痛分娩"。此外，由于技术和方法的问题，在无痛分娩过程中还存在镇痛不全的问题，有 10% ~ 15% 使用硬膜外镇痛的产妇存在镇痛不完全或部分镇痛。所以说打了无痛分娩后还是会痛。

五、睡觉，向左转还是向右转

向上、向下、向左还是向右，总有一款适合你。

向上（仰卧），呈大字，四肢可以得到充分伸展，忽略安插在子宫后方的腹动脉和下腔静脉，这绝对是舒适的睡姿之一。不过，不要高兴太早，孕晚期腹部有货，胎儿+羊水+胎盘+子宫的重量会压迫腹动脉和下腔静脉，被压迫的动脉和静脉心情非常不好，皱皱身子，血液循环不畅，引起下肢、外阴水肿或静脉曲张，还会影响心脏的血液量，导致大脑缺血、缺氧，发生仰卧位低血压综合征。此外，子宫也可压迫输尿管，使排尿不畅，容易发生肾盂肾炎。

向右（右侧卧位），可以使左侧的心脏放松放松，对于普通人而言，右侧卧是最好的睡眠方式，但孕妇不能用普通人的思维方式思考问题。孕晚期子宫不断增大，抢占地盘，甚至占据了整个腹腔，其邻近的组织器官也不能幸免，只能尽量挤压在一起，加上正常女性子宫本来就是稍微偏右侧的，导致子宫出现不同程度右旋，为了能将右旋的子宫拉回到正常位置，负责固定子宫位置的韧带和系膜处于紧张的拉伸状态，系膜中的血管受到牵拉，影响胎儿的血液供应，可能造成胎儿缺氧。

向上不好，向右不行，向下更是难以实现，那向左又如何？向左（左侧卧位）是孕晚期的最佳睡姿，可以使右旋子宫回归正常位置，减少由此引起的胎位和分娩异常，从而避免子宫对下腔静脉的压迫，增加孕妇的心血排出量，减少水肿，改善子宫和胎盘血液灌注量，避免子宫对肾脏的压迫，利于胎儿的生长发育。

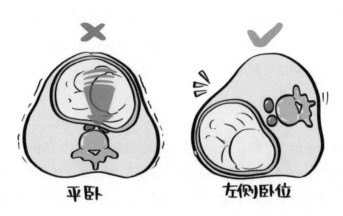

六、口腔疾病

各位"小主"，现在大喇叭播放一条新闻：不刷牙影响怀孕、影响怀孕……这可真是一条惊人的新闻啊，还真是头一次听说呢！准妈妈在孕期的进食次数增多，吃得多自然更多的牙齿菌斑就会贴到牙齿上，这些菌斑赖在牙齿上面，加上体内激素水平推波助澜，导致牙龈产生炎症。而口腔炎症引起的菌血症能够跑到血液中甚至突破胎盘保护，溜入胎儿体内。引起孕妇早产和低体重胎儿。因此，切记不可偷懒，要每日早晚刷牙、饭后漱口，保持口腔卫生。一不小心，护理不当，就会招来口腔疾病。

1. 妊娠性龈炎

某天照镜子，突然发现怀孕后的长相和从前不一样了，从上到下，认真查找线索，哦，牙还是那个牙，而牙龈已经不是那个牙龈了，颜色深红，易出血，两颗牙齿之间的牙床肿胀（牙间乳头肿胀增生），这就是妊娠性龈炎。孕期最常见的口腔疾病非妊娠性龈炎莫属，据统计，我国不同地区发病率为 30%～100%。

得了妊娠性龈炎怎么办？莫惊慌，妊娠性龈炎常常开始于孕后第 2 个月，在孕中期（3～6 个月）最为严重，可持续到第 8 个月，之后逐渐好转。生完娃，待激素（雌性激素，尤其是孕酮）恢复正常水平，妊娠性龈炎自然随激素而去，逐渐消退。如果实在看妊娠性龈炎不爽，一定要治疗的话，建议在妊娠中期进行口腔基础治疗，清除牙周结石和菌斑。

2. 孕期牙周炎

某某天又照了镜子，咦，牙齿不老实，竟然乱动还发生移位，牙龈和牙齿间还冒出个牙周袋。难道这就是传说中的牙周炎？不错，这就是传说中的牙周炎，而且不仅仅是孕期雌激素和孕酮惹的祸，同伙还包括饮食习惯、口腔卫生等。妊娠期发生牙周炎的概率也不低，超过 30%，而且糖尿病的孕妇患牙周炎的概率更大。如果妊娠期间仅发现牙齿松动而没有其他牙周炎症状（牙槽骨吸收和牙周膜附着丧失），那可暂且松口气，这可能是激素在作怪，牙齿松动一般为暂时性的，待激素退下，可逐渐缓解。

3. 龋齿

某某某天又照了镜子，竟然发现了龋齿，于是大喜，难道是我返老还童，和幼年时期一样长了龋齿。错错错，这是因为代谢内分泌的改变，以及孕期喜欢吃酸甜的食物和零食，导致口腔内产酸菌数目大增。加上时不时的孕吐，引起口腔 pH 值下降，导致牙齿脱钙。此外，口腔软组织受激素影响更容易发生炎症，增大了孕期保持口腔清洁的难度，自然就会有龋齿。于是大惊，该如何是好？预防孕期龋齿，应该从孕前 6 个月进行口腔检查，彻底消灭已经存在的龋齿，不要带着牙病怀孕。如果孕期发生龋齿，可以在孕中期进行治疗，以避免剧烈牙痛诱发的流产和早产。

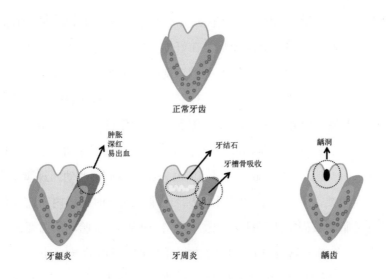

正常牙齿

肿胀
深红
易出血

牙结石
牙槽骨吸收

龋洞

牙龈炎　　　　　牙周炎　　　　　龋齿

七、如何分辨胎儿部位

尽管娘亲提供的房子很小，是一室零厅零厨房，但娃已经很满足了，自从她（他）有了自己的小房子，每天都在里面自由活动，有时候头朝上，有时候头朝下，有时候伸伸懒腰，有时候抱成一团。每次产检，医生只要在娘亲肚子上、下、左、右简单地摸摸按按就能轻松知道是头位还是臀位，还能估计出娃的大小。是不是很神奇呢？仔细观察你就会发现，医生先从子宫底部摸起，如果摸到的是硬硬圆圆、像一个浮起来的小圆球，这就是头部；如果软软的，分辨不出是什么形状，那这就是臀部。找完娃的小头和小屁股，再到腹部左右两侧找找胳膊腿和背部，轻轻按按腹部两侧，平坦饱满并且硬硬的是背部，可变形的、高低不平的是四肢。

八、为胎动打call

娃还没睁开眼，就在娘亲肚子里大展拳脚，左一拳、右一脚地冲击子宫壁，形成胎动。大多数娘亲在载娃四五个月（18～20周）就能与娃互动了，有的娘亲感知能力强（与羊水量、胎龄、肥胖有关），娃活泼，胎动就比较早；有的娘亲感知能力弱，娃也安静，胎动会比较晚。在妊娠晚期娃的运动量达到高峰，到足月时，羊水量和空间的减少束缚了娃的手脚，此时娃变乖，胎动减少。娃在娘亲肚子里面能够知晓白天黑夜，几乎养成了按时睡觉（睡眠周期 20 ~ 40 分钟）、运动的习惯，如果发生宫内异常（如宫内窘迫等），娃的作息被打乱，胎动也会出现异常。所以到了妊娠晚期（28 周起），大夫会建议娘亲们按照胎动的节奏以记录的形式为胎动打 call，娃动一下，娘亲记录打 call 一次，以监测胎动的规律变化。自数胎动的方法有两类，第一类是时间固定法，记录在固定时间段内所监测到的胎动值；第二类是胎动数固定法，称为"数十法"，记录 10 次胎动所需要的时间。国内普遍认同的是 Sadovsky 于 1973 年提出的时间固定法计算胎动，每天早、中、晚各数 1 小时，3 次总和×4 为 12 小时胎动总数，若发现胎动<3 次/小时，就要引起注意，继续监测 6 或 12 小时，若胎动仍<3 次/小时，建议及时就医。"数十法"常用于英国等国家，1976 年 Pearson 提出每天 9:00 ~ 21:00，记录 10 次胎动所需的时间，一旦胎动<10 次/12 小时，就要及时就医。Moore 建议每晚 17:00 ~ 23:00间数 2 小时，记录达到胎动 10 次所需时间，一旦胎动<10 次/2 小时，就要及时就医。具体哪种自数胎动的方法更合适，还要根据具体情况请教医生。

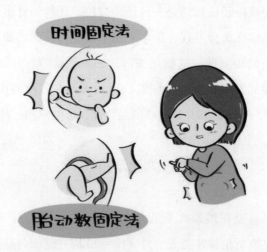

九、性生活要不要

话说怀孕就要"没收床单"（禁欲）的科学根据尚不充分，关于性生活与妊娠早期流产、早产或胎膜早破之间的关系也是扑朔迷离，而且一年都不同房对丈夫而言是不是太残忍了呢！还好人间处处是温情，只要在合适的时间、合适的条件下还是允许小两口"滚床单"的。

首先什么才是合适的时间？合适的时间就是要避免"早三晚三"的早晚危险时期，将日期选择在不早不晚（妊娠 4～6 个月）的时间段，该时间段子宫增大，羊水增多，胎盘也已经发育完好，能够很好地抵抗外界压力，而且此时胎儿初具人形，已经在子宫内站稳脚跟，外力不能轻易动摇胎儿在子宫中的地位。"早三"就是妊娠 1～3 个月，此时是胚胎发育的初始阶段，小小的种子刚刚种植在子宫内膜上，根基不牢靠，胎盘还尚在发育过程中，此时不适合小两口过性生活，若性生活不当就会引起胎儿流产。"晚三"是妊娠 7～10 个月，此时胎儿增大，羊水增多，宫腔张力增大，缓冲能力下降，若受外次冲击可能导致胎膜早破。羊膜破裂后就打开了与外界相通的大门，致病微生物可经过阴道进入宫腔，诱发宫内感染（此处附赠一条信息：产褥期子宫还没有完全复旧，胎盘分娩后留下的瘢痕还没有痊愈，阴道会有少量出血，此时进行性生活会导致细菌进入阴道，引起子宫或附近组织发生炎症，因此在产褥期，如果恶露没有排净，小两口还是要切勿"滚床单"）。

什么是合适的条件？合适的条件分为：①身体条件合适，患有病理性妊娠及高危妊娠者（如前置胎盘、先兆流产、先兆早产、宫颈松弛、妊娠高血压综合征，以及有早产史、剖宫产史）的娘亲们可要注意，孕期应该禁止或节制性生活。②体位合适，娘亲们平卧时会使下腔静脉受压，影响血液供应，所以滚床单时可以采用女上式和侧卧式。孕期滚床单还要备好避孕套，肚子里已经有个娃了，再来千万个兄弟姐妹也无处安放，此外这些兄弟姐妹也不是单枪匹马前来，精液中含有前列腺素等物质会导致宫颈软化，诱发子宫收缩。滚床单时娘亲要保护好娃的"奶瓶"，避免"奶嘴"受到刺激，以免引起宫缩。

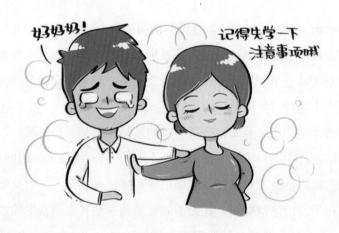

十、重要的羊水

羊水、羊水，常常被提起，却不知其究竟为何物。羊水是胎儿的游泳池，胎儿可以在里面翻身、踢腿；羊水是胎儿的保护伞，可以避免孕妇剧烈运动给胎儿带来的损伤；羊水是胎儿的卫生间，胎儿的尿液和粪便会排泄到羊水里；所以说羊水的成分十分复杂，有胎儿的代谢产物、脱落细胞、炎性因子等。在不同的孕期，羊水的量是变化的，从最初的 50 ml，逐渐增加，到足月时可达 1000～1200 ml。正常妊娠时羊水的产生和吸收处于动态平衡，羊水多了或者少了都不好。当羊水含量超过 2000 ml 时就称得上是羊水过多了，胎儿和孕妇异常都可能导致羊水过多，如胎儿畸形、胎儿吞咽功能减退、宫内感染、染色体异常；孕妇吸烟、分娩史、糖尿病、年龄、ABO 或 Rh 血型不合、胎盘/脐带病变。看到这些羊水过多的危险因素，有没有被吓到，挑几个解释一下下吧！①孕妈吸烟：爱好吸烟的宝妈一定要控制控制再控制，妊娠期吸烟是对宝宝的不负责任，吸烟者胎盘中催乳素水平降低，胎盘胎膜重吸收的羊水量减少，肚子里的羊水只进不出，导致羊水过多。②糖尿病：糖尿病孕妈羊水过多的发生率达 18%，高糖导致胎儿尿量增多，这些尿液排泄到羊水中，引起羊水增多。此外，糖尿病妈妈胎盘屏障对葡萄糖的渗透性增加，葡萄糖更加容易穿过胎盘进入羊水，为了维持渗透压平衡，大量水分涌入羊膜腔导致羊水增加。③胎儿吞咽功能减退：在妈妈肚子里面待久了，就要找点乐子，吞咽羊水是一个娱乐的好选择。胎儿足月的时候每天可以吞咽数百毫升的羊水，如果胎儿吞咽羊水发生障碍，自然就会导致羊水过多。

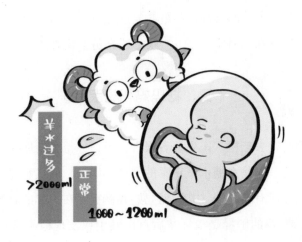

十一、大龄妈妈的不易

在医院待久了，那些只存在听说传说中的染色体异常也变得触手可及，经常有孕妇/家属问路："您好！请问 DNA 的结果去哪里取？""羊水检测结果是在这取吗？"每每有人问我类似的问题，我的心情就会变坏，如果筛查结果显示是染色体异常，那么这个小宝宝注定不能安然到来，怀孕数月，已经能够感受到宝宝胎动的妈妈也要遭一番罪，一个家庭的和谐也可能就此打破。

染色体异常的娃娃自带出生缺陷的概率很大，约占全部活产儿的 1/500，该病无解，全靠预防，即通过产前诊断筛查，及时阻断严重缺陷儿的出生。我们常说的染色体异常指的是 21-三体综合征（唐氏综合征）和 18-三体综合征（爱德华综合征）。正常人类含有 23 对染色体，名称为 1~23 号，当 21 号或 18 号染色体不按常理出牌，两条好好的，偏出现 3 条，基因数目和种类对不上，就会影响生长发育，染色体异常的娃娃即使正常分娩，也难逃智力低下的命运。胎儿染色体异常产前诊断的金标准是染色体核型分析，因为羊水里面有胎儿脱落的细胞，把羊水细胞中的染色体条数数一数，看一看，染色体成双成对就不用担心，一旦技术人员确认过眼神，发现三条长得一模一样的染色体就危险了。研究发现，大龄妈妈占需要进行产前诊断（高风险妊娠）的比例已经超过 50%，大龄妈妈胎儿染色体异常的发生率在 2.31%~4.2%。哎，还真是生娃要趁早。

十二、糖妈妈和糖宝宝

一天，无糖妈妈去产检，医生一看报告，说，你得了糖尿病，无糖妈妈感到甚是奇怪，咦，我一直是血糖水平正常的无糖妈妈啊，而且姥姥和姥爷都是无糖的，现在我怎么变成有糖了呢？其实糖妈妈和糖宝宝在一起的时候才能称得上是妊娠期糖尿病，专业的解释是指怀孕后首次发生或发现糖耐量异常（gestational diabetes mellitus，GDM）。GDM 可能发生在一个大龄的妈妈身上，也可能发生在一个无糖的、很年轻貌美的妈妈身上，GDM 就是这么神奇。如果孕前就有糖，那么称为孕前糖尿病合并妊娠。

GDM 和平时经常听到的那些糖尿病有啥不一样？

第一大不同：诊断的标准不同，血糖的情况一般采用葡萄糖耐量试验，看看在暴露于高糖的条件下，身体的反应如何。喝糖水前（75 g 葡萄糖）及喝糖水后 1 小时和 2 小时后要抽空腹血进行血糖水平检测，空腹血糖超过 7.0mmol/L，2 小时后超过 11.1mmol/L 就是糖尿病。GDM 的诊断标准是空腹、喝糖水后 1 小时、2 小时的血糖高于 5.1 mmol/L、10.0 mmol/L、8.5 mmol/L。

第二大不同：临床表现不同，糖尿病常常是我们说的"三多一少"，多饮多食多尿，体重减轻。这些症状在 GDM 中都不明显，而且产后糖妈妈可能变成无糖美少女，而普通糖尿病的美少女可没那么容易治愈。

第三大不同：发病原因不同，普通糖尿病的一般与遗传和免疫情况有关，而 GDM 多是因为孕期激素的变化。高龄妈妈（年龄≥35 岁）、胖妈妈（BMI≥24.0 kg/m³）、多囊卵巢综合征妈妈都比较招 GDM 的喜欢，还有一个就是身材矮小、腿长/身高小的孕妈发生 GDM 的风险较高，尤其是腿长<70 cm、腿长/身高<0.44。

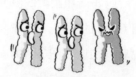

好奇篇：神奇的染色体

生活中常常有以下情景：

路人甲："你这孩子真淘气，和你爹小时候一模一样！"

路人乙："反正和你一点不像！"

这里面的"淘气"可以从上一代（父母）转移到下一代身上（子女），说明两代人中拥有一样的超能力，导致他们都比较淘气，这些超能力就是基因。基因从上一代传递到下一代，路途遥远，靠走速度慢，还是打个顺风车吧。而染色体就是基因

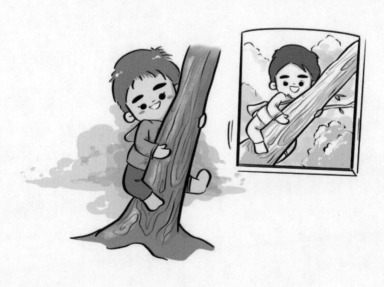

的顺风车，染色体的数量在不同物种里面是不一样的，在人类中，除生殖细胞外，所有细胞核中都有 46 条染色体，包括 22 对常染色体和一对性染色体。22 对染色体分别为 1～22 号，根据高矮胖瘦（染色体大小）、腿长还是身子长来决定（着丝粒的位置）染色体的序号。性染色体是可以决定性别的染色体，分别是 X 和 Y。

一、DNA的样子

大到一个人的高矮胖瘦，健康或疾病，聪明或愚笨，小到头发多少，都受到基因的调控。基因携带遗传物质，通过复制的方式将遗传信息进行传代，基因功能的强大可见一斑。基因也就是我们常说的 DNA，全称是脱氧核糖核酸，它长什么样？很少有人看见过，因为它太小了（人体细胞中 23 对染色体的总长度可达 2m，经过一系列盘绕和压缩形成致密结构），而且行踪极其隐秘（存在于细胞核和线粒体中），只有经过特殊处理后才能现身，只有在显微镜下才能观察到。见过它的人都认为它像一根小小的杂粮麻花，两根面绳缠绕在一起，形成双螺旋结构。杂粮麻花是由独家特制面粉做成的，特制面粉的名字叫作脱氧核苷酸，既然是特制面粉，成分自然不一般，里面有白面（嘌呤）或玉米面（嘧啶），加上水（脱氧核糖）后揉均匀，形成的一坨叫核苷。下一步涂抹黄豆油（磷酸），揿好油炸，就形成了脱氧核苷酸，许许多多的脱氧核苷酸排排站，麻花就做好了。

DNA 的麻花状结构是被哪个"吃货"发现的？1951 年 11 月，英国帝国学院的 M.Wilkins 和 R.Franklin 利用 X 线衍射给 DNA 拍照留念，发现 DNA 长相酷似一根麻花，但没有召开新闻发布会。而当时还在博士后阶段的 J.Watson 看到了 M.Wilkins 拍摄的图片，特别激动，深感此发现的重要性，但无奈没有技术傍身。之后在剑桥大学的卡文迪实验室，J.Watson 结识了博士研究生 F.Crick，恰巧 F.Crick 的课题是利用 X 线衍射研究蛋白质分子的 α-螺旋结构，两人一拍即合，决定一起研究 DNA 的空间结构，并于 1953 年提出了 DNA 双螺旋结构模型，发表在 Nature 杂志（国际一流杂志，堪比服装界的香奈儿）上，揭示了遗传之谜。

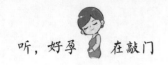

DNA 双螺旋结构模型的发现被认为是分子生物学发展史上的里程碑，并获得了1962 年的诺贝尔生理学或医学奖，可惜 F.Crick 英年早逝，没赶上诺奖公布。

二、传奇的DNA

其实早在 20 世纪 30 年代，大概就是黄金十年那个时期，人们就已经知道染色体是遗传物质，DNA 是染色体的组成部分，但一直没有证据支持。到了 1944 年，一位美国细菌家 O.Avery 首次证明 DNA 是细菌遗传性状的转化因子。O.Avery 是细菌家，首先想到的自然是利用细菌来证明，这个细菌就是有荚膜的致病Ⅲ型肺炎球菌。我们先称呼这位细菌为细菌大咖 1 号，将细菌大咖 1 号中的 DNA 提取出来放到无致病性的细菌大咖 2 号中，神奇的事情发生了，无致病性的细菌大咖 2 号有了致病性，此时将 DNA 降解掉，神奇的事情又发生了，细菌大咖 2 号的后代仍然有致病性，从而说明 DNA 是遗传物质。DNA 性格倔强，高度稳定，不会轻易被外界的环境打扰，这样才能维持遗传的相对稳定性，娘亲和我都是长腿大眼睛就是 DNA 高度稳定性的表现；DNA 高度复杂，可以发生突变和重组，这样就能更好地适应环境。从小生长在南方的娘亲很怕冷，每每冬天都穿得超级厚，要羽绒马甲加羽绒服才可以，而我一件羊绒大衣走天下，这就是 DNA 的复杂性。大家常说的基因指的就是 DNA，基因的化学本质上是 DNA，但在某些仅含有 RNA 和蛋白质的病毒中，RNA 是遗传物质。目前已知的人类基因组中有20 000 ~ 22 000 个基因。

三、染色体的样子

染色体一词是 1888 年，德国解剖学家 Waldeyer 根据细胞有丝分裂和生殖细胞减数分裂观察到的现象而提出的。染色体是基因的载体，是由 DNA 和蛋白质等构成的。DNA 在不同物种中的状态不一样，对于我们人类（真核生物）而言，

DNA 以非常有序的形式组装在细胞核内，就像军营里的士兵，正步齐步踏步都是有规有矩的，就连睡觉也要面朝一侧。在细胞周期的不同阶段，DNA 处于不断的动态变化中。有的时候 DNA 像融化的冰激凌，以松散的染色质形成存在，有的时候染色体像冰箱里的冰棍儿，以高度致密的形式出现，而染色体和染色质的区别就在于形态的不同而已，在某些时期染色体和染色质可以相互转化。在电子显微镜（能观察到纳米级别大小的物体）下观察到的染色质是串珠样的结构，像一条条的珍珠项链。每到端午节娘亲都会用绳子将包好的粽子系好，一个一个又一个，最后变成一串粽子，然后放到锅里煮……由于本人特别喜欢吃粽子，自然将染色质和粽子联系到一起，而两者恰好有相似之处，粽子是由粽叶、糯米、粽子绳做成的，染色质是由 DNA、核小体、核小体连接处构成的。染色质是 DNA 在细胞核内形成致密结构的第一层折叠，接着会有第二次、第三次、第四次折叠，形成染色体。每经过一次折叠 DNA 就会被压缩变小，最终 DNA 被压缩了 8000～10 000 倍，将近 2 米长的 DNA 就能在数微米的细胞核中容身了。随着细胞增殖的不同时期，染色体发生复制、分离。不同物质间染色体的数目、形态、大小各具特色，而在同种生物中，染色体的数目、形态是恒定的。

四、细胞的超能力——减数分裂和有丝分裂

人体正常生殖细胞精子和卵子所包含的全部染色体称为一个染色体组。精子和卵子为单倍体，以 n 表示，分别含有 22 条常染色体和 1 条性染色体。精子和卵子各携带父亲和母亲的遗传物质（染色体）。胚胎是从受精卵发育而来，受精卵是一个精子和卵子的组合，为二倍体，以 2n 表示，包括 22 对常染色体和 1 对性染色体。精子和卵子的形成要经过减数分裂。教科书上减数分裂的概念如下：一个二倍体（2n＝46）细胞的染色体来源包括父源和母源。每人贡献一个单倍体数目的染色体（n＝23）结合子，因此必须存在一个机制使得每个配子（卵细胞和精子）的染色体数目减至单倍体数目，否则后代的染色体数目将是双亲的两

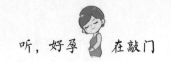

倍。话说某天父亲遇到母亲，便被其美貌吸引，怎么办？娶回家呗，于是父亲率领了两组"贴身侍卫"（染色体）（2n＝46条）去迎娶母亲，走到门口发现母亲的两组"贴身侍卫"（染色体）（2n＝46条）已经恭候多时。谁料大门太小，四组"贴身侍卫"不能一起通过，各自来一场减数分裂（精子和卵子形成过程）吧！各留一组贴身侍卫（n＝23条）（形成精子和卵子），然后进门生娃（受精卵），娃有两组（2n＝46条）"贴身侍卫"。

解决了娶媳妇儿和生娃的问题之后，如何让娃的"贴身侍卫"发展壮大？这要依靠有丝分裂，是子代细胞获得和亲代细胞基因组相同拷贝数的过程，也就是一个细胞（2n）变成了两个细胞（2个2n）（ps. 染色体是在细胞里面的，随着细胞有丝分裂而发生动态变化）。就像春天在土上播种了一块钱，到了秋天收获了两个一块钱，咦，于是窃喜，接着播种，就这样一个变成两个，两个变成四个……

五、遗传性疾病哪里来

1959年，也是中国迈向社会主义建设的第三年，Lejeune发现了首例染色体疾病——Down综合征。遗传性疾病到底是何方神圣，能够让人闻风丧胆？教科书上说：遗传性疾病的发生需要一定的遗传基础，并通过这种遗传基础，按一定的方式传于后代发育形成的疾病。因此，遗传病的传递并非现成的疾病，而是遗传病的发病基础。似乎很难参透其中真谛，我为各位解释一下：遗传性疾病的发生需要一粒种子（发病基础），这粒种子会发芽结果（生病），哪天这粒种子生病了，也只会传染给自己的部分子孙后代，绝不牵连无辜的人（除人类朊粒蛋白质外）；种子的后代还是种子，开过的花结过的果都来源于这粒种子（先天性和家族聚集性）。

1. 遗传性疾病的分类

遗传性疾病数目不断增加，每年新发现的遗传性综合征有100种左右。遗传

118

性疾病分为：单基因病（家族性高胆固醇血症、脆性 X 综合征、葡萄糖-6-磷酸酶缺乏症、地中海贫血等），多基因病（唇裂、先天性心脏病、神经管畸形、糖尿病、冠状动脉粥样硬化病），染色体病（Down 综合征、18-三体综合征、13-三体综合征、Klinefelter 综合征、Turner 综合征、XXX 综合征、XXY 综合征），体细胞遗传病（肿瘤）和线粒体遗传病（Leber 视神经萎缩）。截至 2012 年 OMIM（检索遗传性疾病的数据库）总条目数为 21 274 个，在这 21 274 种染色体疾病中，常染色体遗传条目有 19 979 个，X 连锁遗传条目 1171 个，Y 连锁遗传条目 59 个，线粒体遗传条目 65 个，已经知道的与这些疾病相关的基因有 13 446 个，这些基因散落在 1~22 号以及 X 和 Y 染色体上。

2. 遗传性疾病的影响因素

某天某人路过某地，顿感口渴难耐，偶见前方一片果林，狂奔，于树前立足，摘果于手，然果相奇怪，有的长相奇特，有的口感酸涩，有的皮肤粗糙……总之与寻常苹果多有不似之处，某人好奇心骤燃，均带回家，经钻研后有所得：有些苹果（先天性成骨不全症、白化病、血友病 A 等）的怪异完全是种子（遗传性因素）不好导致的；有些苹果初来乍到，还未能适应外界环境，刮风下雨也能让这些小苹果担惊受怕好几天，所以有些苹果的怪异除受到种子的影响外，环境也起到一定作用。但真要较真"种子"和"环境"哪个重要？还真不好说，孰轻孰重还要具体情况具体分析：就像这个患有葡萄糖-6-磷酸脱氢酶缺乏症的苹果，只有被喷洒蚕豆或氧化性药物后才能发病；有些怪异苹果，如患有腭裂、唇裂、先天性幽门狭窄等，种子的因素大约影响 70%，外界环境因素的作用占 30%；在患有先天性心脏病、十二指肠溃疡、某些糖尿病的苹果中，大部分是由于环境的影响，种子的影响不足 40%；还有一些患病的苹果（如脊柱裂、无脑儿、高血压、冠心病等），种子因素和环境因素的作用旗鼓相当，遗传率约50%。

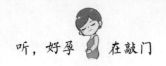

3. 生病的染色体

刚刚我们说起了遗传性疾病，有单基因病、多基因病、染色体病等。我想大家最关心、最感兴趣、最想知道的当属染色体病无疑。顾名思义，染色体疾病指的是染色体"生病了"，生病的染色体心情极其不好，经常到处发脾气，最后自己气坏了身体，只能住院医治，医生见了"生病的染色体"连连摇头，摇成了拨浪鼓："您患的不是一般的疾病，您的数目和结构已经发生了改变。没办法、没办法、没办法。"

下面咱们就简单说一下"生病的染色体"，以及哪些染色体疾病尚"有药可医"。

染色体畸变：是人类体细胞和生殖细胞中染色体发生的异常改变，包括数目和结构畸变。染色体畸变可导致遗传物质发生改变，导致染色体异常综合征和自发流产。某些抗癌药物和抗痉挛药物、农药、工业毒物（苯、甲苯、铝、砷等）、食品添加剂（防腐剂和色素）、大量的电离辐射、病毒、真菌毒素等都可以导致染色体畸变。此外，年龄也是引起染色体畸变的因素之一，这时高龄妈妈们可能不服气，年龄大有错吗？为啥都要为难年龄大的妈妈？现在染色体也欺负我们，呜呜呜……母亲的生育年龄是环境因子在体内积累作用的表现，比如一棵仙人掌，偶尔在水里泡十分钟，没关系，仙人掌仍然可以好好地生长，如果每天定时定点泡在水里，长此以往这颗仙人掌命不久矣。因此，生殖细胞在体内停留的时间越长，受到外界不良因素影响的机会就越多，在减数分裂过程中，发生染色体不分离而导致染色体数目异常的风险就会增加，所以高龄妈妈的胎儿有三条染色体的情况就越多。所以，年龄大没有错，都是环境的错。

染色体数目异常：体细胞（除生殖细胞外的所有细胞）中染色体数目的增加或减少，称为染色体数目畸变。上面提到的生殖细胞减数分裂过程中，如果出现染色体不分离的情况，那么形成的受精卵中就会出现超二倍体或者亚二倍体。父亲和母亲大人结婚当天，原本应该各一组染色体（n=23条）侍卫进门，可以偏偏出现了一下情况：①不知哪位心急，带了更多染色体侍卫，导致娃的染色体侍卫增多（n>46条），导致染色体数目增加。②结婚当日，竟有染色体侍卫翘班，出去吃大餐，结果娃的染色体侍卫减少（n<46条），导致染色体丢失。

染色体结构畸变：很多因素（如物理因素、化学因素、生物因素、遗传因素等）都会影响染色体结构，如染色体断裂，断裂片段的重接时发生移位或与其他片段连接，可引起染色体结构畸变。也就是说原本好好的一根麻花，中间切两半，切口能对得上的，不影响外观的还好，如果切口对不上，或者找其他麻花去了，那么麻花已经不是从前的麻花了。

染色体疾病常常表现为先天性异常和畸形，治疗及其困难，只能通过产前诊断及时阻止缺陷儿的出生。最常用的就是通过羊水、绒毛和胎儿血检查胎儿染色体有无异常。理论上来讲，整个孕期都可以检查胎儿染色体，而且受精卵也可以接受染色体检查（胚胎着床前诊断技术）。

4. 染色体病有哪些

染色体生病（染色体异常）后，不喜欢在家待着，它常常到处溜达，走着走着看见一群孕妇在聊谈，染色体大喜，生病后的染色体特别喜欢小孩，特别是还没出生的。于是它左看右看上看下看，挑中了它心心念念的那些自发流产、高龄孕妇、先天畸形和发育异常、不育或流产夫妇的胎儿。带球三个月内流产的胎儿中有96%存在染色体异常、50%存在异常核型；母亲年龄大于35岁的胎儿中更有85%出现染色体数目异常、15%存在染色体结构异常。但不是所有的"不正常"都会导致新生儿"生病"，新生儿染色体异常的发生率大约为0.625%，可以说比摇中车牌号的概率还低，因此很难被抽中。

（1）常染色体疾病

如果哪天常染色体心情不好，自断手脚，导致数目和结构改变而引起疾病，就是常染色体病。常染色体疾病是染色体疾病中的大户，约占2/3，常见的有21-三体综合征（唐氏综合征）、18-三体综合征（爱德华综合征）和13-三体综

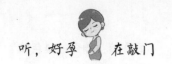
合征等。"生病"后的常染色体喜欢自己的小世界，不喜欢长大，所以患有常染色体疾病的患者生长缓慢，如畸形、智力和生长发育落后、特殊肤纹。

21-三体综合征：有"三最"，最早发现、最常见、最重要。相对其他常染色体疾病，21-三体综合征的发病率算是高的了，新生儿的发病率为1/1000～2/1000。与父、母亲的年龄有关系，母亲年龄超过35岁，父亲年龄超过39岁，都会增加其发生风险。年龄越大，卵巢和精子接触到的有害物质越多，卵细胞异常和精子老化畸形的发生机会就越多。大多数21-三体综合征都是新发生、散在的病例，也就是说自某家族建立至今，从未有人患过该疾病，家族中人聪明绝顶、成就斐然，即便如此也很抱歉，21-三体综合征也偶然出现。

18-三体综合征：新生儿中的发病率超级低（1/3500～1/8000），男女比例1:4，95%以上有先天性心脏病。18-三体综合征的胎儿大多数都不能活到出生，95%的胎儿会流产掉。即使足够幸运活到出生，但由于先天性条件不足，出生时体重低，不爱吃奶，严重畸形，出生后随时都会面临死亡，90%的18-三体综合征新生儿活不到1岁。

13-三体综合征：新生儿中的发病率为1/25 000，比18-三体综合征的发生

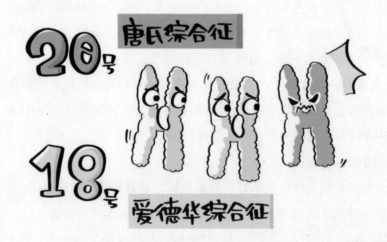

还要罕见得多，但畸形更加严重，出生后的 13-三体综合征婴儿中有 45% 在 1 个月内死亡，90% 的婴儿活不过半岁。80% 的病人为游离型 13-三体综合征，与母亲的年龄有关，多余的 13 号染色体大多来自母亲。所以生娃要趁早，七大姑八大姨的操心也是有道理的。

（2）性染色体疾病

性染色体也就是 X 和 Y 染色体，别看只有一对，但它引起的疾病可不少，性染色体疾病占全部染色体疾病的 1/3，但临床表现没有常染色体生病严重，在娃刚刚出生的时候是看不出来的，到娃成长为大孩子（青春期）的时候才能够明确诊断。

5. 给染色体病来个"体检"吧

感冒有药吃，头痛有药吃，发热、咳嗽、肚子痛、胃痛、"姨妈痛"统统有药吃，就连心情不好也能治疗，为什么染色体生病就无药可医。因为通常情况下，染色体疾病一旦被发现就相当于癌症晚期，回天乏术。而且，染色体分布在身体的各组织器官中，数目庞大，目前没有有效的治疗方法。

人类精子和卵子中的染色体是代代相传的种子。父母染色体生病了（遗传性疾病），孩子怎么办？2014 年 9 月，世界首例单细胞全基因组测序（MALBAC 基因扩增）高通量测序同时筛选单基因遗传病和染色体异常的试管婴儿，在北京大学第三医院诞生。因此，对于那些染色体生病的"携带遗传病基因"的男男女女，可以通过遗传学诊断技术，筛选不携带致病基因的胚胎，移植体内，达到优生优育。所以，尽管生病的染色体无药可医，但可以把生病的染色体找出来，选择不带致病基因的身体强壮的染色体。

有话对你说

　　善良美丽的宝妈们，我是这本书的作者小瓜妈妈。怀孕 8 周零 2 天的时候我写了第一个字，产后 1 年零 79 天的时候我在写这段话，大概用了两年的时间来完成我心中的那本孕期科普书，也许并非十全十美、面面俱到，但里面的每一个字、每一句话都是我想对你们（和怀孕时候的我一样的准妈妈们）说的话，都是我曾经费尽心思想了解的知识和道理。

　　第一次"大姨妈"没有按时报到，我就好像大神附体，心想肯定是怀孕无疑。果真被我猜中，拿到医院的化验单，马上和亲戚朋友们炫耀，娃的爹爹也高兴得快要飞起来。于是乎，我就被供了起来，好吃好喝、好心情。以前就很听话的老公变得更乖了，几乎每天接送我上下班，逛街随便买买买。小瓜在我肚子里面待了四个月，到了能够运动的月龄，可能是遗传到我的运动基因，她经常用她的小脚、小拳头撞击我的大肚皮，有的时候我还能摸到她的小脑瓜，和她聊天，有时候也会回应我，真神奇。之后我的肚子越来越大，大到之前的衣服不能装下，这时候神奇的事情发生了，坐地铁有善良好心人给我让座喽，真高兴，终于可以名正言顺地享受特殊待遇了。到了 7 个月我发现腹部右下方莫名冒出来一个小包包，这个包包不大，可是严重影响了我的运动，走路一段时间就会疼痛，所以在之后的日子里，我尽量坐着或者躺着，真幸福，这样我就能偷懒少干活。到孕 8、9 个月，我买了个多普勒，时不时拿出来，听听小瓜的胎心，左找右找，怦怦怦，特别有力。突然的某一天，见红，我说，可能要生了。于是收拾准备好的待产 N 件套，入院，宫缩不规律，推测当天可能生不了，神奇的事情又发生了，我当天就生了，可是小瓜呛了羊水，要住院治疗一周，这一周是我人生中最难过的一周，心心念念的都是小瓜什么时候才能回家，她吃没吃饱，会不会想妈妈。好在一周安然度过，欢欢喜喜带小瓜回家。

　　时光转瞬，从前的我是天真烂漫的小女子，是班级里调皮捣蛋的小学生，是爸爸妈妈捧在手心的小宝贝。现在的我成功晋级，是小瓜心心念念的好妈妈，是飞奔于上下班路的工作者，是每天唠叨给娃吃什么的小媳妇儿。角色的转变让我没有了无理取闹的权利，缺少了自由支配的闲暇时光，但这些对我来说已经不重要了。人生赢家必然有更重要的事情要做，那就是看娃，看着小瓜咿呀学语、蹒跚学步，心中甚感安慰，有小瓜的陪伴，足矣。